クヨクヨしない

すぐやる人になる

「心の勢い」の作り方

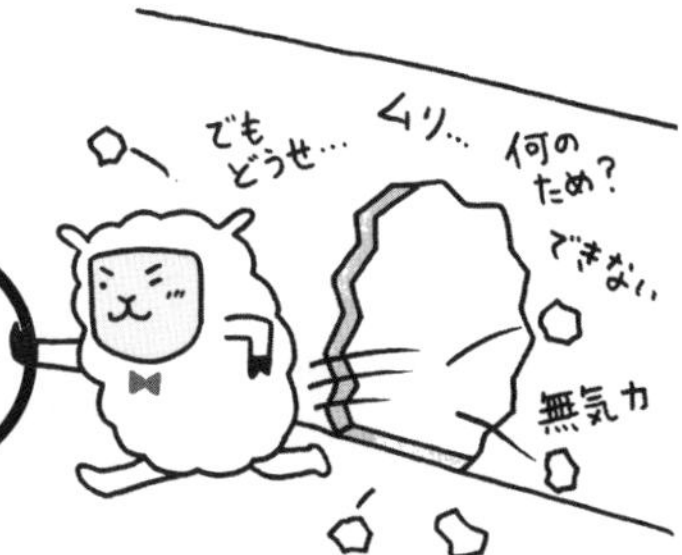

精神科医・心療内科医/臨済宗建長寺派林香寺住職
川野泰周

JoyBizコンサルティング株式会社代表取締役社長
恩田 勲

東洋経済新報社

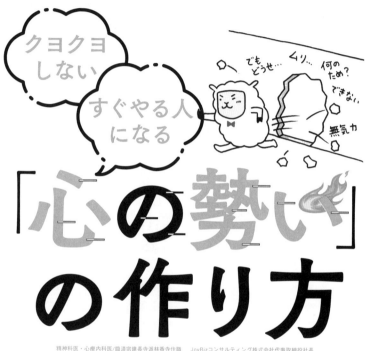

「朝、起きたけど、ベッドから出られない」

「しなくてはいけない電話を
まだかけられていない」

「提出しなくてはいけない書類を出せていない」

この本は、毎日そんな自分にイライラしながらも、
なんとか「変わりたい」と思っている人のために書かれました。

「とにかく1分だけやろう」
「作業をできるだけ小さく分けてやる」
「ご褒美を用意する」

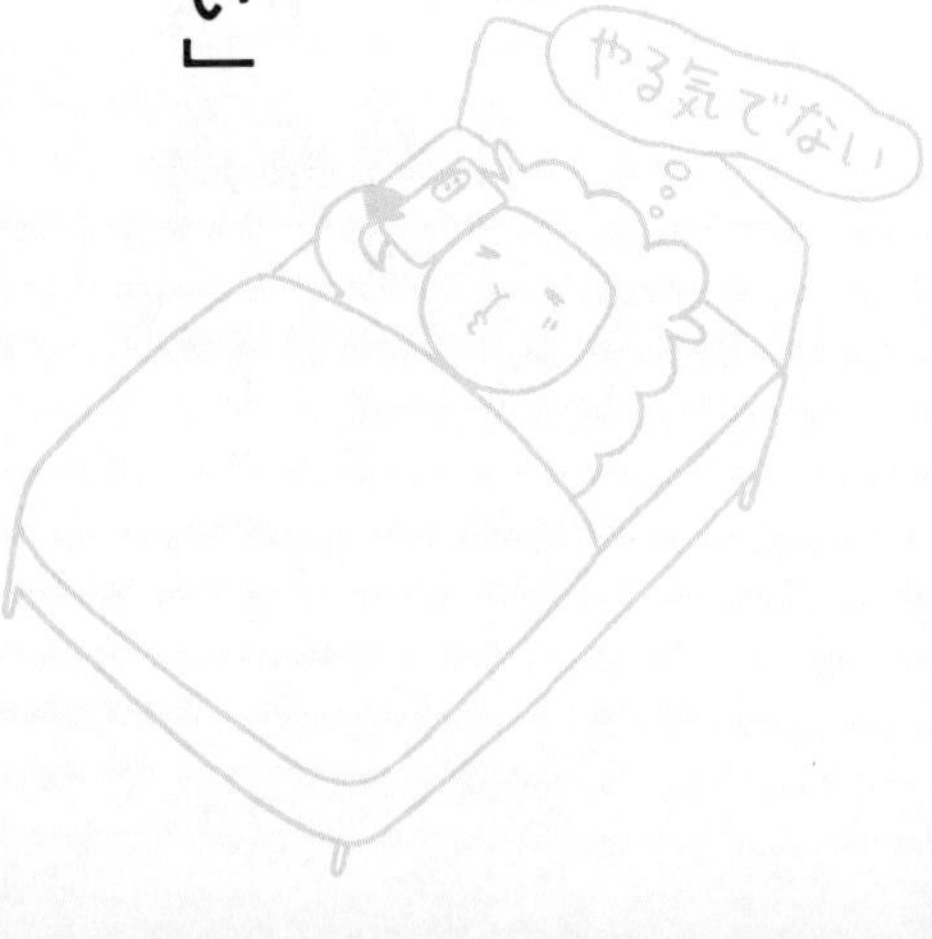

先延ばしを克服するコツは、たくさん知っているけど、
そのコツさえ実行するのを**先延ばしにしてしまう。**

そんな人は、まず本書にある、
「マインドフルネス」と**「モメンタム」**のワークを実践してみてください。
簡単にできて、ユニークなものを厳選しました。

好きな時に、楽しみながら、やってみる。
そうするうちに、いつの間にか、
あなたの**心に「勢い」が出てきて、**
面白いように、行動し続けられる人になるのです。

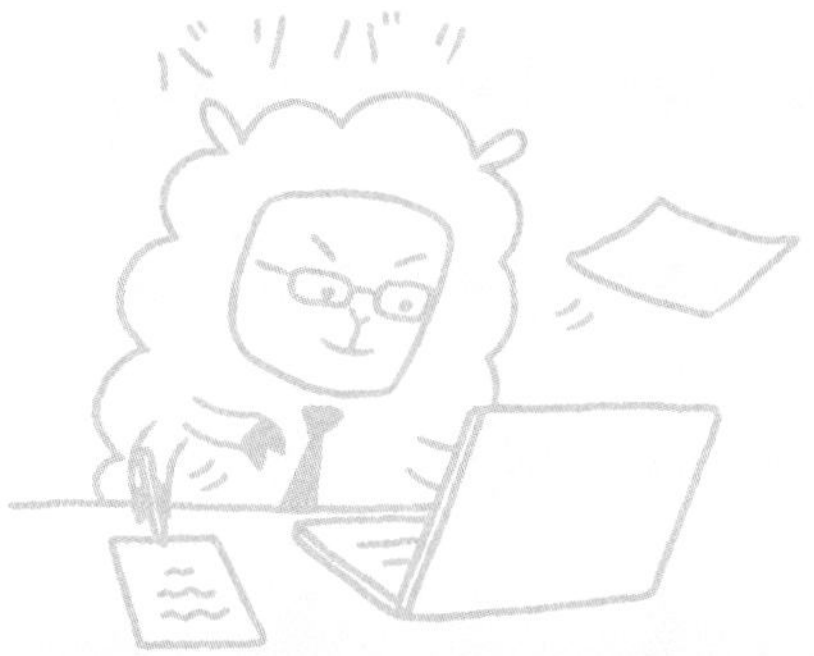

心の雑音を
断ち切る
「マインドフルネスワーク」

1分で整う
「手のひらサウナ」
P100

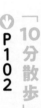

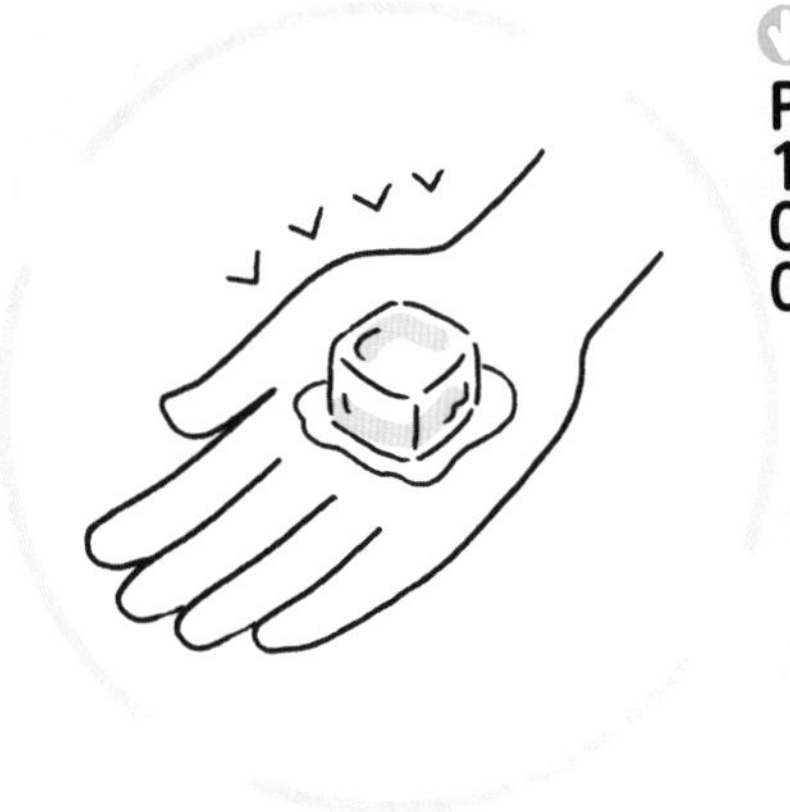

スマホを置いて
「10分散歩」
P102

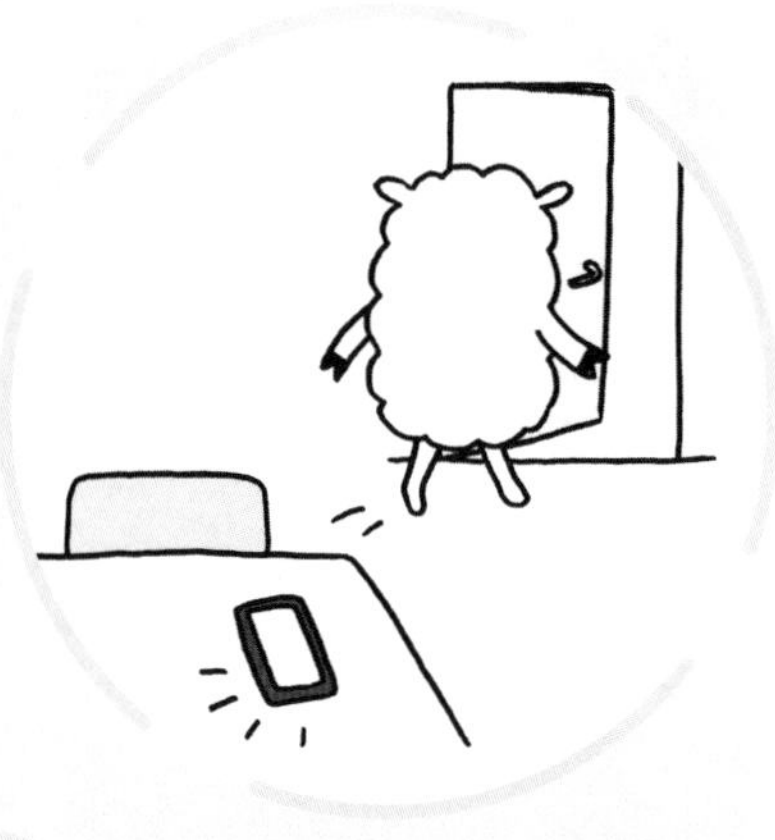

お掃除ロボットの
動きを観察
「ルンバ瞑想」
P108

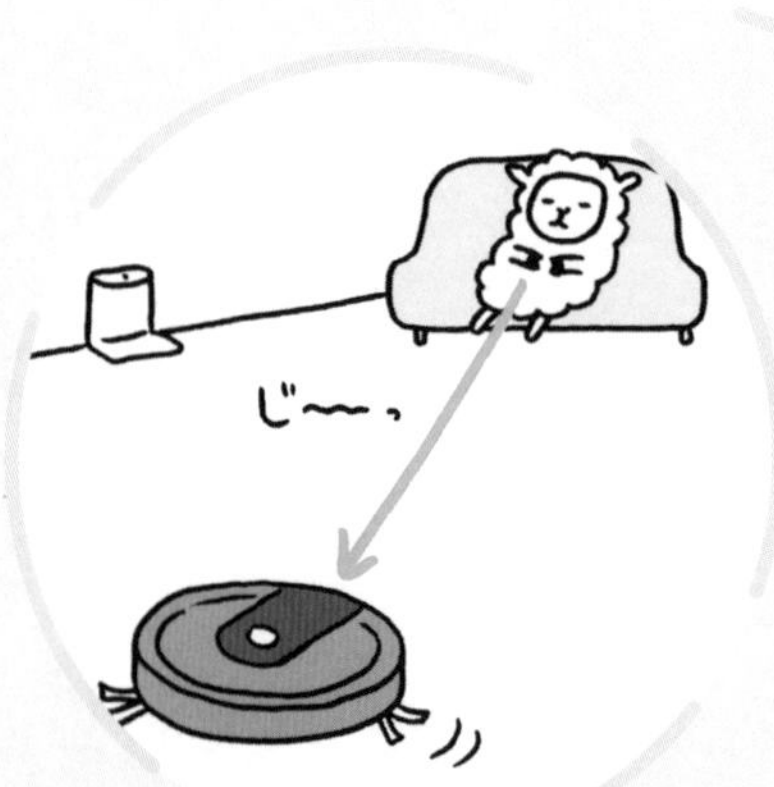

行動する人に変わる「モメンタムワーク」

ヨーガの秘術「火の呼吸」
P32

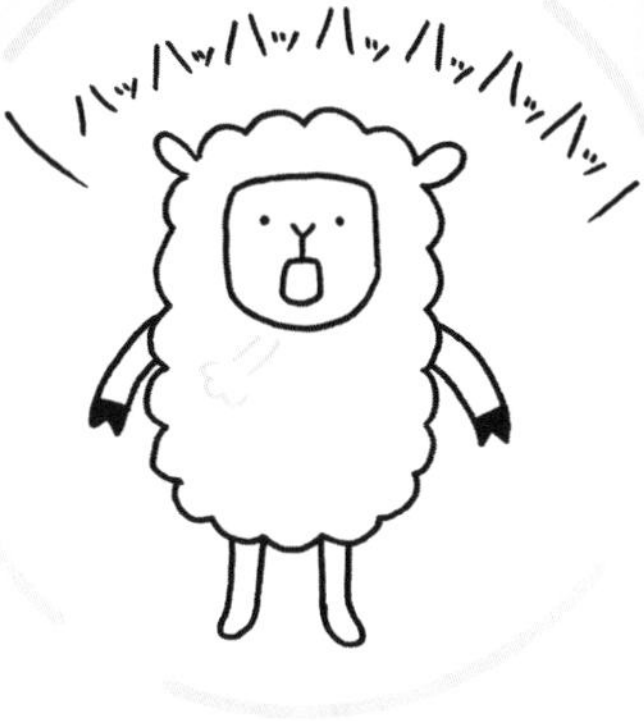
ハッハッハッハッハッハッハッハッ

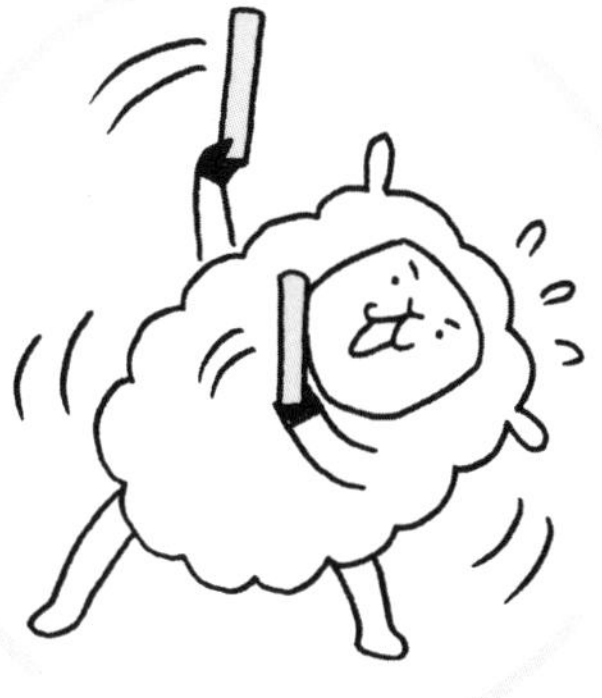

時間を気にせず、推しに没頭する
P160

自分だけのヒーローポーズを決める
P176

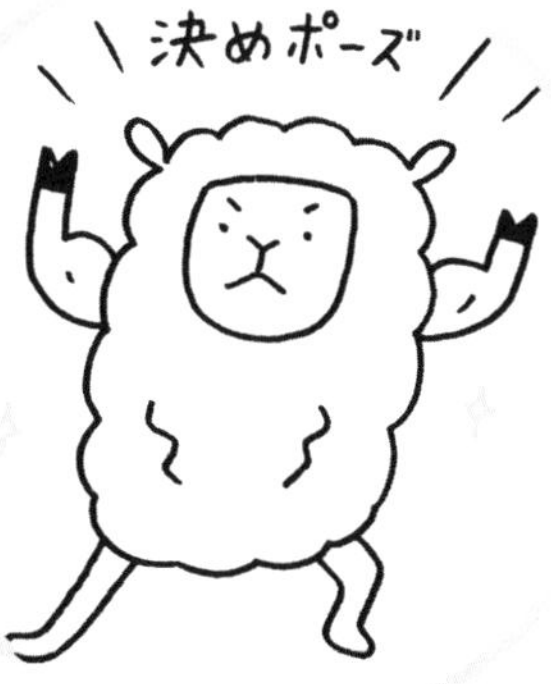
決めポーズ

まえがき

動けなくなった現代人

現代人は、動けなくなっている。本書は、そんな共通認識を持つ川野と恩田が、「動けない」人に向けて、共著というかたちで執筆したものです。

川野は禅僧であり精神科医、恩田は経営コンサルタントと、バックグラウンドは異なりますが、この問題について議論を重ねてきました。

皆さんも、**動けなくなっている自分**を感じてはいないでしょうか。

特に顕著なのが、人間関係です。2023年に放送されたNHKスペシャル『アフターコロナ 人に会うのがツライ』は、興味深い内容でした。

WHOの報告によると、**パンデミックが始まって以降「不安障害」などが25%も増**

加しました。またコロナ禍と「心の異変」に関する研究論文が相次いで発表され、その数が3万6000本以上にのぼります。そこから浮かび上がってくるのは、コロナ禍におけるコミュニケーションの変化です。一人で過ごす時間が長くなり、人と会うときもマスク越しか、リモートの画面越し。その結果、生じたのが**対人不安**です。

一言でいえば、人と会って話すことに、ハードルを感じる人が増えています。もちろん、以前から人付き合いが苦手な人はいますが、**「もともと人付き合いが好きだった人まで、コミュニケーションに喜びを感じられなくなっているのではないか」**と、私たちは考えています。

ビジネスの現場をよく知る恩田は、それを肌で感じています。例えば、新人研修の休憩中のこと。若者たちは、隣に座っている同期と親睦を深めようとせず、スマホを眺めています。グループワークを始めても、「○○さん、この作業をお願いします」「私は○○さんの意見について、こう思います」などといったやりとりができず、やむなく研修講師が介入することも、しばしばです。

これに頭を抱えているのが、若者たちが働く会社のマネジメント層です。コミュニケーションの意欲がないと「社会とつながりたい」「誰かの役に立ちたい」意欲も希薄になりがち。この状態では、**どれだけ熱心に研修をしてもスキルは身につきません**し、仮に身についたとしても、それを組織のなかでうまく発揮できません。中堅クラスの方々でも今一つ動きがパッとしない人が増えてきています。

クリニックに勤務する川野も患者さんの変化を実感しています。以前から対人不安（対人緊張）を抱える患者さんは少なくありませんでしたが、最近特に多く受診されるようになったと感じます。コロナ禍がある程度落ち着いたのは喜ばしいこと。しかし、リモートワークが終わり、通勤が再開したことで、人と関わるシーンが増え始めました。そこに、対人不安を有する患者さんは強いストレスを抱えているのです。

精神科医の目から見ると、コロナ禍による影響はそれだけではありません。デジタルツールの活用が促進され、コミュニケーションをはじめとする**さまざまな作業が効率化された反面、マルチタスク化は進み、「脳疲労」が蓄積しています。**

ストレスや脳疲労が過度に生じれば、心のバランスを崩して、うつ病や不安障害などの精神疾患を発症するリスクが高くなります。川野は、現代人の大半が、こうした心の病の「予備軍」であると考えています。多くの人はまだ「心の病」を抱えるには至っていません。でも、何をするにも、ダルい、面倒くさい。「○○しよう」と思い立っても、後回し。なんだか気分がパッとしない。そんな感覚が、蔓延しています。

モメンタムは、生きるためのエネルギー

川野と恩田は、もう一つ、問題意識を共有しています。

それは「マインドフルネス」に関するものです。

マインドフルネスは「瞑想」などを通じて、「今、この瞬間」に意識を向けることで**物事をありのままの姿に捉え受容する、心のありよう**のことです。それにより、脳の疲れは癒え、心のモヤモヤ、イライラが晴れるなど、人間本来の生き生きとした心のありようを取り戻すことができます。マインドフルネスとは、人生を健やかに生きていくための、叡智のかたまりであると、私たちは考えています。

川野はこれまで、禅にルーツを持つマインドフルネスの普及活動を行ってきました。

また恩田は、禅やマインドフルネスを、組織開発に活かすべく、研究と実践を重ねてきました。

一方で、マインドフルネスだけでは解決できない問題や、マインドフルネスの「副作用」も、私たちは痛感することになりました。つまり、**心のモヤモヤ、イライラを晴らすだけでは、幸せになれない人がいるのではないか**。人が「行動する」ためには、また別の要素が必要ではないか。端的にいえば、「こんなふうに生きたい」という気持ちや、夢や目標などを漠然とでもイメージできる状態に心が耕されていない人は、マインドフルネスによって心が晴れやかになったとしても、行動を起こすまでに至らないことがあるということです。

また**心のエネルギーそのもののボルテージが低くて、瞑想的な充填では行動のレベルにまでは達しきれない人が少なくない**ことも、これまで瞑想指導にあたった経験から実感しています。

「いや、とにかく自分ひとりが心の平穏を得られたらそれでいい」とする考え方もあると思います。また、心に問題を抱えた人にとっては、それだけでも大きな救いになることももちろん確かです。しかし、マインドフルネスが本来根差しているところの仏教の精神に立ち返ってみれば、そのように、自分一人が心の安寧を得られたら完結するものではないのです。だからこそ、ブッダ（お釈迦様）も仏教の布教に歩いたのですから。

ましてビジネスの世界においては、それだけでは不十分な取り組みになります。

近年、心理学の研究者によって「倫理観が欠如したマインドフルネスは自己欺瞞《ぎまん》を増幅させる」というデータが相次いで報告されているのも見逃せません。例えば、戦場の兵士がマインドフルネスを実践すると、良心が痛むことなく、人を撃ち殺せるようになる、と。私たちはこれを、マインドフルネスとは呼びたくありません。

やがて、私たちがたどり着いたのが**「モメンタム」**という考え方です。

それは「パッとしない状態」から心を引っ張りあげて、さらに活力を与えるような、心的エネルギーのこと。「心を落ち着かせる」のがマインドフルネスだとするなら、**「心を勢いづかせる」のがモメンタム**といえます。

実は本来、マインドフルネスとモメンタムは「2つで一つ」のもの。マインドフルネスのルーツである禅には、「心を落ち着かせる」要素だけではなく、「心を勢いづける」モメンタムの要素が多分に含まれているからです。

恩田は、川野と出会う以前から、モメンタムの重要性に注目していました。理由と

禅

マインドフルネス ＝ 心が落ち着く

＋

モメンタム ＝ 心を勢いづける

しては、「多くの研修を通してモメンタムのない人に幾らスキルアップを図っても効果が得られないということを実践的に痛感した」からです。その後、研究を続け、マインドフルネスをビジネスの世界で実践するためにも必要不可欠なものとして、モメンタムを広く紹介してきました。そこに川野が合流。この３年あまり、ビジネスパーソン向けに禅やマインドフルネスの精神性を取り入れた講義やセミナーを、２人で共同開催しています。

マインドフルネスで心を癒やし、モメンタムで心を勢いづかせる。現代人が心身ともに健康に、そして活動的に生きていくために必要不可欠なものとして、マインドフルネスとモメンタムを、ご紹介します。

クヨクヨしない　すぐやる人になる　「心の勢い」の作り方　目次

3章

行動する人になるためのステップ1
心の雑音を断ち切る

4章

行動する人になるためのステップ2 心を鼓舞する

5章

行動する人になるためのステップ3 燃焼モメンタムを焚く

6章 燃焼モメンタムを生み出す心の土台をつくる

1章

「心の勢いづけ」の差が、仕事・人生に差をつける

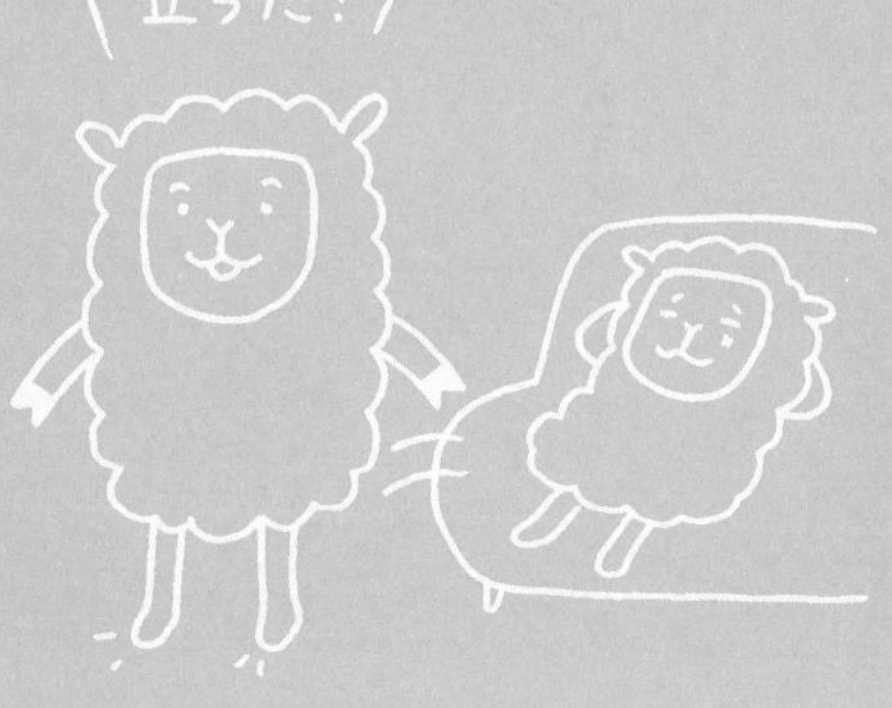

足りないのは「やる気」より「心の勢いづけ」

モメンタムとは、**心の勢いづけ**のこと。

一言でそうまとめてしまっても、構いません。

本来モメンタムは、物理学における運動量や推進力を指すことが多い言葉です。また投資の世界では、相場の勢いのことを、「今日のモメンタムは上向きだ」「モメンタムが弱くなっている」と表現したりします。

同様に、私たちは時々、勢いという言葉で「ある状態」の心を表現します。人生には勢いが大事だ、あの人は勢いがある、勢いで結婚しました、等々。

「心の勢いって何？」と、真剣に考えたことがある人は少ないかもしれません。でも、心の勢いが「ない」状態なら、皆さん心あたりがあると思います。

電話一つかけるのに、ダラダラ、グダグダ、ためらっている。

資料作成の締め切りが迫っているのに、面倒くさくて、先延ばし。

体はすこぶる元気、睡眠時間だって十分。なのに心がついていかない。

どうして、こんなに気分がパッとしないんだろう？

最近どうも頭がスッキリと働かない。集中ができない。


そこにいるのは「すぐ動けない自分」です。

こんな毎日が続くと
「ああ、またやってしまった」

「だから自分は、ダメなんだ」

と、まるで**「すぐ動けない自分」こそが、自分自身の本質かのような錯覚が生じ、余計に気分が落ち込んでしまう**ようになります。

そう自分を責めたくなるのは、「すぐ動けない自分」とは正反対の人も、いるからです。やるべ

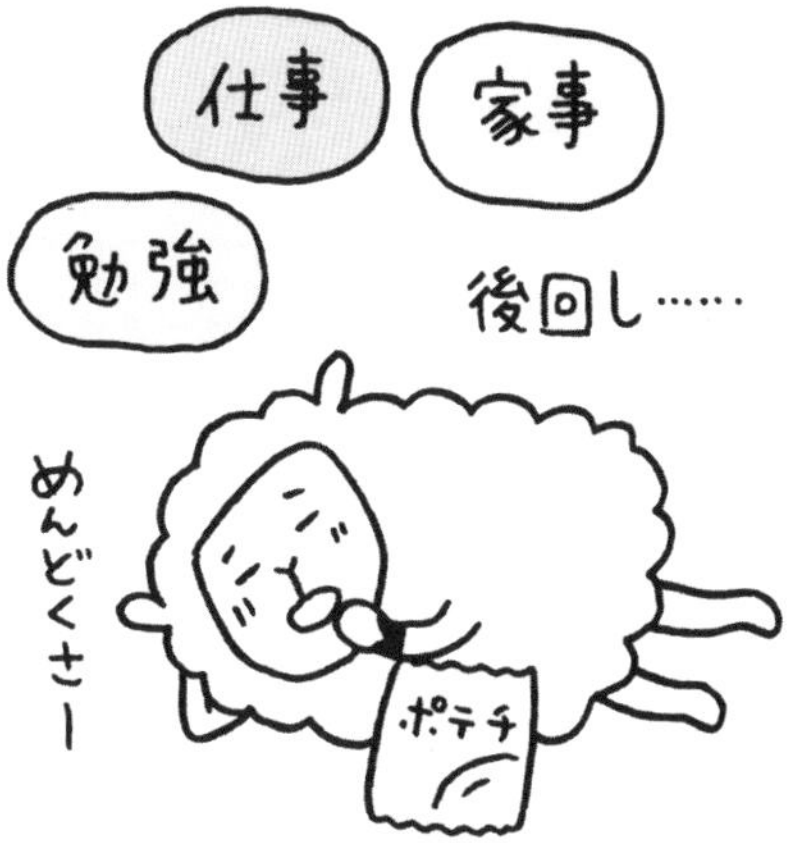

きことを、すぐやれる人。さっきまでコーヒーを飲みながらのんびりと時間を過ごしていたと思ったら、次の瞬間スッと立ち上がって、サクッと行動に移せる人。あなたのまわりには、そんな「すぐ動ける人」は、いませんか。

「面倒くさい」「失敗するかもしれない」「なんだか疲れている」「何の意味があるのかわからない」「明日やればいいいか」といったネガティブな想念は、多かれ少なかれ誰にでもあるもの。しかし、それを**突破できる人とできない人がいる**のです。

なかなか動き出せない人と、すぐに動ける人の違いは、どこにあるのでしょう。

やる気や、根性でしょうか。

それとも、持って生まれた性格でしょうか。

確かに、やる気と根性のボルテージが高く備わっている人は、すぐに動ける傾向があります。幼い頃から「この子は活発で」と親に褒められて育った人なのかもしれません。そのような人はあれこれ考える前に行動できて、やるべきことを先延ばしにすることもありません。

でも、私たちはこうも思うのです。やる気があってもなお、**やる気に火をつける「着火剤」を、私たちの心は必要としています。**着火剤がなければ心の勢いは生まれず、電話一つかけるのだって苦労します。逆に、心に勢いがあれば、さまざまな理由で行動をためらいがちな私たちを、前へ前へとプッシュしてくれるでしょう。それは、仕事や人生を大きく好転させる力になるに違いありません。

モメンタムの効果にいち早く注目したのは、海外のビジネス界でした。

いま世界を席巻している生成ＡＩ「Chat GPT」を開発したアメリカの起業家サム・アルトマンも、モメンタムに注目した一人です。

彼は投資家として数百社ものスタートアップ企業を見てきた経験から、

「スタートアップに最も大切なのは、モメンタムだ」

と断言しています。スタートアップ企業が最も大切にするものは、斬新な事業アイデアでも、投資家から集めた資金でもなく、行動する勢いだ、というのです。

大企業のようにヒト・モノ・カネに恵まれていなくても、失敗するリスクがあってもなお、まず、動いてみる。動き続けるなかで少しずつ成果を得て、学び、力を蓄えながら、道なき道を開拓していく。

そんな**スタートアップの精神は、モメンタムに由来する。**サム・アルトマンは、そう言いたかったのではないでしょうか。

モメンタムとは、人生を切り開く力です。

モメンタムが「やる気」に火をつける

「何のためにこんなことを？」——気持ちが乗らない、退屈な作業。

「どうせうまくいかない」「つまらない」——ネガティブな想念が邪魔をする。

「あれもしなくちゃ、これもしなくちゃ」——集中力を維持できない。


私たちが行動を先延ばしにする要因には、さまざまありそうです。しかし、多くの場合、誰かに邪魔されているわけではないはずです。つまり、動けない原因は自分の心のなかにある。「やる気がない」と自分の心を責めたくなるのは、そのせいでしょう。

でも、人間の脳の仕組みを知ると、**「動けない」のは「やる気」の問題ではない**ことがわかります。というのも、私たちは、「やる気があるから、行動する」だけではありません。「行動するから、やる気が出る」のです。

楽しいから笑うのではなく、「笑っているうちに楽しくなる」。

走りたいから走るのではなく、「走っているうちに、もっと走りたくなる」。

これが人間の脳の仕組みです。

この仕組みの鍵を握るのは、脳のなかで働いている「ドーパミン」というホルモンです。ドーパミンは、脳内で生成される神経伝達物質の一種で、報酬や快楽、そしてやる気に関係する物質として広く知られています。ここで注目するべきは、「ドーパミンは何らかの行動に伴い、分泌される」という事実です。つまり、**じっとしているうちはドーパミンが分泌されにくく、したがってやる気も生まれません。**

やる気が出るのは、行動した後のこと。私たちの頭のなかを変えようと思ったら、身体を動かすのが先決、ともいえます。

少しわかりにくい話かもしれません。それに、「やる気がないから動けない」と困っている人が、「やる気を出すために行動しろ」と聞いたら「それができないから困っているんだ」と、反論したくもなると思います。

でも、安心してください。行動といっても「ほんのちょっと」でかまいません。むしろ、**「ほんのちょっと」だからこそ、いいのです。**

身近なシーンを舞台に、わかりやすい例を挙げてみます。

・「今日は大掃除をするぞ！」と思うと腰があがりませんが、**「机の上だけでいい」と思えば始めやすい。**「たった1分でも」と決めて動き始めるとドーパミンが分泌され、気分が乗ってきた結果、5分、10分と続けられることも少なくありません。

・「面倒な書類を作成しないといけないのに、手がつかない」ときは、あえて仕事から離れて身体を動かしましょう。体操するのも手ですが、**椅子に座ったまま、呼吸に意識を向けるのも効果的**です。気持ちを落ち着けたいなら「スー、ハー」と深呼吸。心に勢いをつけたいときは逆に「ハッハッハッハ！」とリズミカルに。三三七拍子のリズムでもOKです。

・仕事をするとき「to doリスト」を作るのは、もちろん大事です。でも「タスクの優先順位は?」「抜け漏れはない?」と悩み始めるとキリがないですし、あれもこれもとマルチタスクを始めようものならグッタリしてきます。そんなときは**「目の前のタスクを一つ終わらせる」**ほうが先決かもしれません。タスクがたとえ100個あったとしても、100個同時にマルチタスクで処理することは不可能です。実行するときは常に一つずつ、「シングルタスク」で取り組んでいるはず。「まず目の前のタスクを終わらせる」と決めれば迷いは消え、2つめ、3つめのタスクへと向かう弾みもつきます。

こうした「ほんのちょっと」の行動が、やる気に火をつけて、心の勢いをつくります。**ドーパミンの放出で心に勢いがつけば、動けない人が動ける人に変わります。**

本書は、さまざまなシーンで実行できる、モメンタムワークを紹介しています。どのワークも、呼吸やリズム、笑い、声がけなど、何も考えずにできる「ほんのちょっと」の動きで、モメンタムを高められるのが特徴です。

「動かなくちゃいけないのに、動きたくない……」

そんなときに、ワークを試してみてください。加えて、ワークの後で「自分のなかでどんな変化が生じたのか」を振り返る時間を設けることをおすすめします。

「確かに、面倒な気持ちが消えて、動けた。集中できた」

こうした小さな成功体験の積み重ねがまた、モメンタムを高めてくれるのです。

立ち上がるだけで、モメンタムは上がる

体と心は表裏一体。行動と感情は、密接に関係しています。むしろ、行動から感情が生まれるのだという考え方が、モメンタムの基本。「やる気があるから行動する」のではなく**「行動するからやる気が出る」**のです。同じように、「おかしいから笑う」のではなく、**「笑うからおかしくなる」**のです。これは脳科学でも実証済み。たとえそれがウソの笑いでも、笑っているうちに、本当におかしい気持ちになってきます。

以上を踏まえて、モメンタム発動の条件を一言でいうと、

「何でもよいので行動する」

ことです。例えば、「会社、行きたくない……」と、ベッドのなかで悶々としていることを想像してみてください。いくら待っても「会社に行きたい！」という気持ちが芽生えることはなさそうです。しかし、ただ「立ち上がる」だけなら、できる気がしませんか？

そして、**「立ち上がる」だけでも心は動き始める**のです。

行動科学の手法にも、これを利用したものがあります。パソコンを使わせず、参加者全員を立たせて討議をするのです。すると全員の集中度が高まり、討議が活性化。まして、うたた寝をする人などいません。

あらゆるシチュエーションで、**「行き詰まったら、動く」**ことを意識してください。「立ち上がる」以外にも、背伸びをする、歩き回る、ラジオ体操をす

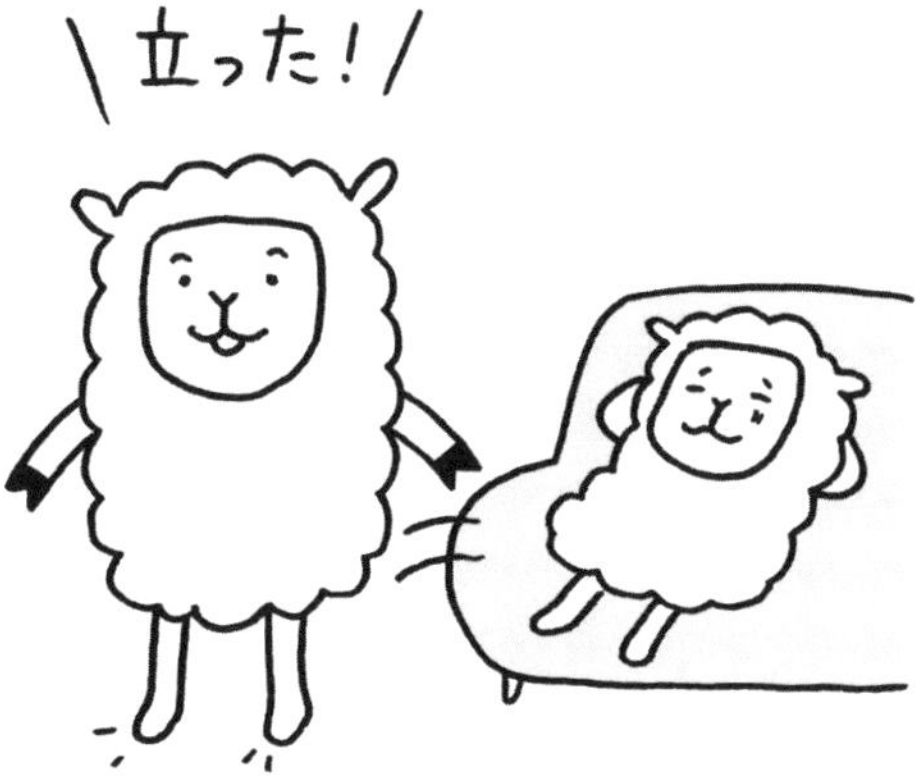

る、ゴルフの素振りをする（もちろん、野球や剣道の素振りでもOKです）、踊る、軽くジョギングする、などの行動も、モメンタムの発動に効果的です。

ヨーガの秘術「火の呼吸」を行う

「呼吸」も、モメンタムに影響します。

例えば、クンダリーニヨガに伝わる呼吸法**「火の呼吸」**はモメンタムを高めるために使えます。ただし、本格的な火の呼吸は難しいので、ここでは簡易版を紹介します。

背筋を伸ばして、「ハッ、ハッ、ハッ、ハッ、ハッ」と息を短く、強く吐いてください。わかりやすく「ハッハッハッ、ハッハッハッハ、ハッハッハッハッハッハッハッハッ」と、三三七拍子にしても結構です。

火の呼吸をすると**激しい運動をした後のように心拍数が上がるため、アスリートのトレーニングにも取り入れられています**。達人級になると、呼吸を用いて心拍数を1分あたり200回ぐらいまで上げることができるそうです。

しかし、一般の方は、無理は禁物。多くても、5～10回にとどめておきましょう。

やりすぎると酸素過多による過呼吸を来す恐れがあります。特に、心臓の血管系に不安がある方は控えてください。

なぜ、呼吸がモメンタムに影響するのかというと、自律神経が関わっているからです。火の呼吸は交感神経に作用します。交感神経とは身体が活動的になるときに優位になる神経のこと。モメンタムに着火させるための呼吸ともいえます。

一方、呼吸法のなかには、63ページで紹介している「呼吸瞑想」のように、リラックスにつながるものもあります。心静かにゆっくり呼吸をすると、リラックスしているときに優位になる神経、副交感神経に作用します。

そのため呼吸法を覚えると、気持ちを上げるのも下げるのも、ある程度コントロールできるようになるのです。

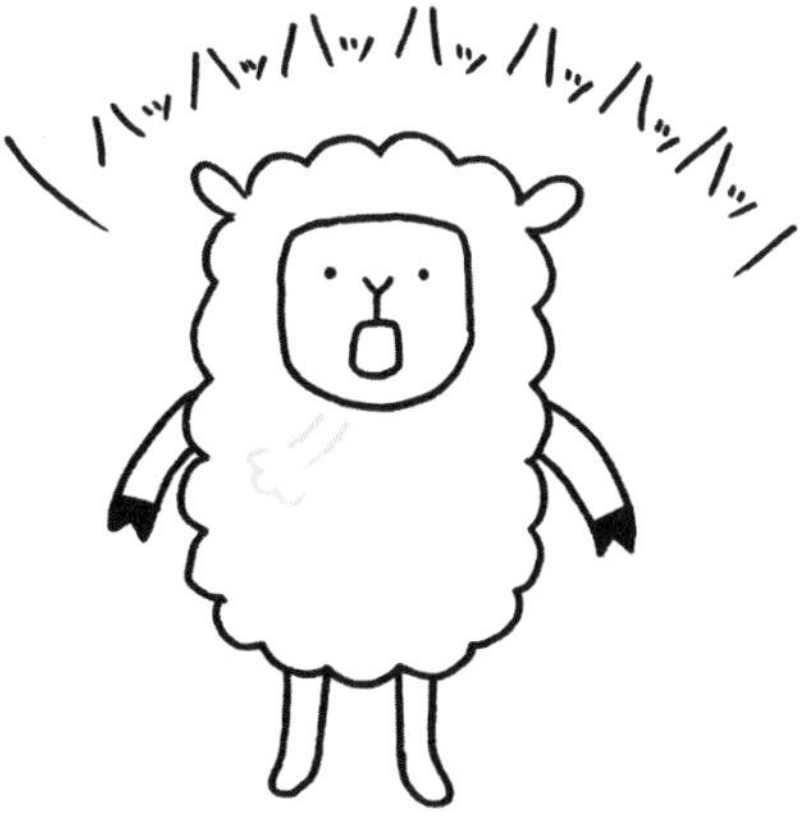

1章のまとめ

○動けないのは、やる気が足りないからではなく、心の「着火剤」が足りないから

○「モメンタム」とは、アメリカのスタートアップでも重視される「心の勢い」

○ほんのちょっとの行動がやる気に火をつける

○立ち上がるだけでも、モメンタムは上がる

○行き詰まったら、ちょっとだけ動いてみる

○交感神経を優位にする呼吸を使ってみる

○呼吸法を覚えると気持ちを上げるのも下げるのも、コントロールできるようになる

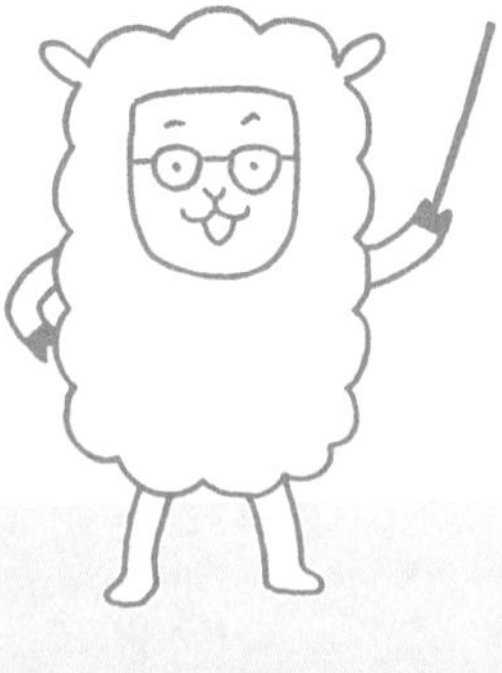

2章

「心の勢い」で動ける人になる

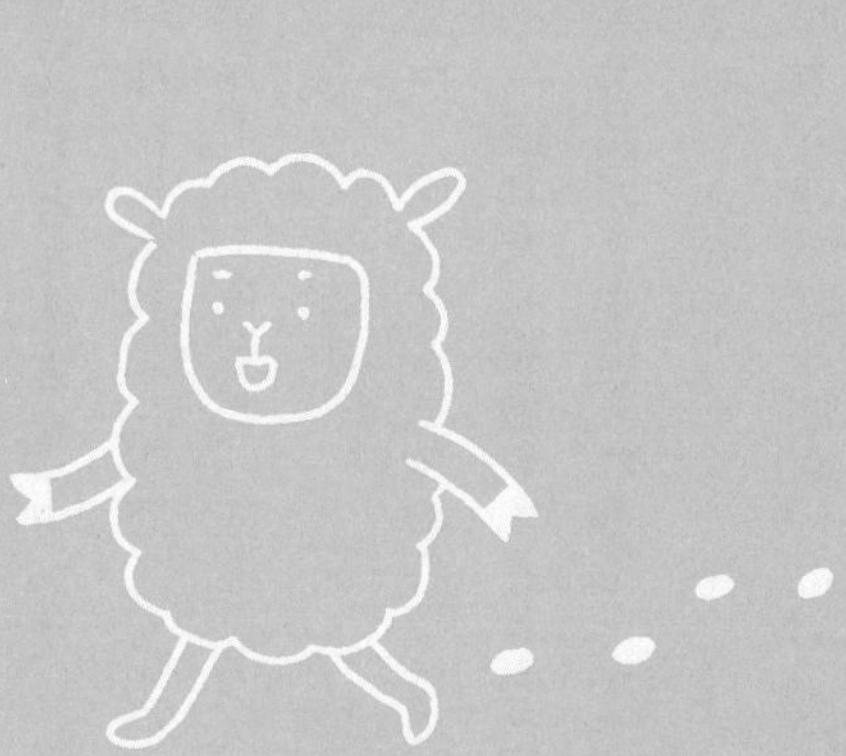

「マインドフルネス」から「モメンタム」へ

本書でご紹介する「モメンタム」の背景には、「マインドフルネス」があります。

マインドフルネスとは、**あれこれと思い悩む脳や心をひととき休ませて、「今、この瞬間」に意識を向ける**エクササイズ。その手段として禅宗に伝わる「瞑想」を用います。近年では、グーグルやマイクロソフトといったグローバル企業が、従業員のストレス対策などにマインドフルネスを取り入れ、話題となっています。

私（川野）はこれまで、精神科医として禅僧として、マインドフルネスの普及に取り組んできました。マインドフルネスを実践することで、**疲れた心を癒やすとともに、ストレスに負けない心の抵抗力や、苦しみから立ち直る復元力を手に入れる**ことができるからです。どんな嵐にも折れない竹のようなしなやかさを持った心をたずさえて、ストレス社会をポジティブに生き抜くために、マインドフルネスは不可欠。私はそう信じて活動を続けています。

しかし、私にはかねてより問題意識がありました。従来のマインドフルネスは、リラックス効果を通じて心のマイナスをニュートラルに戻すことは得意としていますが、人を力強く行動に駆り立て、**心をニュートラルからプラスへ持っていくには、さらなるアプローチが必要**なのではないかと。マインドフルネスはあくまでも心の中の自浄力を活用した取り組みであり、上向きに引っ張り上げるよりは、「心を整える」ことに主眼を置いた手法だからです。

マインドフルネスによって心を癒やすことは、もちろん大切です。しかし、そこから瞬間的に心を鼓舞し、具体的な行動を起こしていくには、別の力がいるのではないか。すべての人がその**人生をより前進させるには、マインドフルネスの「その先」が必要**なのではないか。いつからか、私はそう考えるようになりました。

それに多くの人は、はっきりそうわかるほど心がマイナスに振れているわけではありません。私が勤めるメンタルクリニックを訪れる患者さんたちの心は確かに、一時的には心理状態が大きく乱れていることが少なくありません。でも、それより何倍も多くの人が、マイナスとは断言できない、けれども「なんだかパッとしない」という状態にあるのが、現代という時代の特徴です。

マインドフルネスの「その先」とは何か。暗中模索を続けるなかで、私はビジネスの世界に「モメンタム」という考え方があるのを知りました。**モメンタムの不足こそ、「なんだかパッとしない」心の状態の原因であり、「動けない」人たちの一番の共通点。**マインドフルネスはモメンタムとセットで実践することでアップデートされ、より多くの人の人生を支えられるようになる。今は、そんな確信を持っています。

禅僧は「莫迦《バカ》になって、今すぐやる」達人

マインドフルネスの歴史を振り返っても、

「モメンタムはマインドフルネスとセット」

と考えたほうがしっくりくるところがあります。


マインドフルネスの源流には、禅宗に古くから伝わる修行の一つ「瞑想」があると、すでにお話ししました。そして瞑想は「今、この瞬間」に心を置くことで、心をリラックスさせ、集中力をコントロール可能な状態にさせる手法です。

しかし、瞑想ばかりが禅宗の修行ではありません。むしろ修行の大半は、リラックスからほど遠いものです。

お寺の静謐《せいひつ》なイメージとは裏腹に、**禅僧の暮らしは非常に活動的**。特に修行中の僧侶である「雲水《うんすい》さん」は、肉体的にもハードな、ほとんど命がけのような毎日を送ります。

禅僧の修行には、大きく**「理入《りにゅう》」**と**「行入《ぎょうにゅう》」**の2つがあります。これは「だるま」のモデルになった達磨大師が説いたと言われています。理入は経典を読むなどして理屈から、つまり頭から入る座学のような修行を、行入は行動、身体から入る修行を指しています。移動するときは決して歩かず、衣を着ているときは全力で早歩きしますし、作務衣のときには猛ダッシュです。その他、掃除、調理、食事、洗面、入浴など、すべて細かく作法が定められているだけでなく、できる限り素早い身のこなしで行うのが基本。**禅宗においては、日常生活そのものが修行**なのです。

その行入が時としてとてもハードなのが、禅修行の実際なのです。私の体験から一例を挙げましょう。一番印象に残っているのは、12月1日から8日の明け方まで、一度も横になって眠らないという修行です。その間、食事やお経の時間以外はずっと坐禅を続けるのです。途中でうたた寝をしようものなら、肩を警策で強く叩かれます。

何のために、こんな無茶をするのか。誰もがそう思うことでしょう。

そのルーツをたどれば、開祖であるブッダが、「まる7日間、菩提樹の木の下で座って悟りを開いた」という言い伝えに由来しているのですが、気になるのは、修行上の効果です。

一言でいえば、**「莫迦になる」**ためです。仏教用語で、莫迦は「無智」の意味です。不動智《ふどうち》、という禅の言葉があります。智恵にあふれていながらも、それに囚われず、四方八方、自由自在に動き回れる状態。現代風に訳すなら、ぐるぐる頭のなかで思い悩むことなく、臨機応変に考え、なおかつ「即座に動ける」状態。江戸時代の禅僧、沢庵《たくあん》禅師は、徳川将軍家の指南役であった剣豪の柳生宗矩《むねのり》に対し、そんな不動智が禅の修行によって得られる、と説きました。

これを私なりに解釈すると、こうなります。

人間が知識を得て賢くなると、あれこれと頭で思い悩むことが増え、モメンタムが落ち、動けない人になりがちです。これが、**「智恵に囚われている」**状態です。たとえ賢い人であっても、状況に応じて機敏に対応するには、瞬間的に「莫迦になる」必要があります。莫迦になると、感覚が鋭くなり、モメンタムも高まりやすくなります。いったんは知識を得た人がモメンタムを高め、「莫迦になって、今すぐやる」人になるための修行が、行入なのです。

私自身、修行中は散々「バカになれ！」と先輩方から指導を受けました。知識や教養を身につけるのは当然ながら大切なことです。しかし同時に**「考えすぎて動けなくなってはいけない」という戒めが、禅にはある**のです。

そのため、禅では「無心になって、何かをする」修行を繰り返します。

その効果は、神経科学の視点からも説明することができます。すなわち、**禅の修行の効果とは、人の「注意容量」を奪うこと**です。ある瞬間に人間が何かに向けることのできる注意の量（注意容量）には限りがあります。時に心身ともに追い込まれるような修行によって注意容量を消費すれば、他のことに気をとられる心配がなくなります。これを習慣化すると、いつでも「今、この瞬間」やるべきことに、意識を集中できるようになるのです。

こうした修行を経て、禅僧はよい意味で「バカ」になっていきます。言い換えれば、**修行を積んだ禅僧とは「臨機応変に動ける人」**そのもの。常にモメンタムが高い状態を維持しています。私の先輩で、長く老師（禅の指導的立場にある人）の付き人を務めた方は、日頃は穏やかでのんびりして見えるのですが、遠くで老師が何か探し物をしているのが視界に入るや否や瞬時に駆け寄り、必要としている物を差し出していました。もちろん、その時々で入り用なものは異なります。法要前なら仏具、食事中なら食器や調味料、身支度をされているときなら衣服やカバンと多岐にわたるのですが、老師が何を言うわけでもないのに、その先輩はいつも的確に応じられていて、とても感銘を受けたものです。

本書は、モメンタムを起動するさまざまなアプローチを紹介していますが、そのなかには、禅の行入に通じるものがいくつもあります。大切なのは、**頭から入るのではなく、身体から入ること**。意識を変えたければ、行動から変えることです。

思えば、日本人が昔から「文武両道」を重んじてきたのも、同じ狙いがあったのかもしれません。**勉強ばかりではモメンタムが落ち、行動できなくなる恐れがある**ところ、運動によってドーパミンの分泌を促し、モメンタムを維持する。

禅僧は、文武両道の達人、ともいえそうです。私自身はまだまだ修行半ばの身ですが、そうなれるようにこれからも精進してまいる所存です。

「マインドフルネス＋モメンタム」で行動できる人になる

前述のように、マインドフルネスの源流である禅の修行には、モメンタムの要素が含まれています。しかし、ここで疑問が生じます。これまでに欧米で開発され、心理療法の分野で、あるいはIT分野をはじめとする大手企業で導入されてきたマインドフルネスは、リラックスと注意力のコントロールに主眼を置いた手法であり、モメンタムの要素はさほど重視されていないように感じられます。**なぜ、マインドフルネスとモメンタムは、切り離されてしまったのでしょうか。**

私の推測は「禅やヴィパッサナー瞑想（91ページ）といった仏教瞑想に科学のメスを入れ、欧米文化に馴染み、多くの人が親しめるストレス低減法にするため、宗教的要素を取り除く必要があった」というものです。

宗教としての禅には、一般の人にはわかりにくい部分がたくさんあります。例えば禅は、「何かのために」修行することをよしとしません。

後述するように、マインドフルネスには「気持ちが落ち着く」他、多くのメリットがあります。その一つがモメンタム的な要素です。しかし、**「〜のためにマインドフルネスをする」という目的意識があまり強いと、「今、この瞬間」に意識を集中できません。**大切なのは無心になること自体であり、数々のメリットはその結果に過ぎないのだと、禅は説きます。ですから一般的には、禅の側から進んでマインドフルネスに含まれるさまざまなメリットなどを紹介することはしません。

ただ私（川野）は精神科の医師でもあり、坐禅をするとこんな効果があります、と医学的なエビデンスを挙げて患者さんにおすすめすることもあります。誰であれ、何かしらご利益があったほうが、実際にやってみようと思えるからです。おそらく、禅の修行を長く積まれた偉い和尚さまに坐禅の効果を尋ねても、「坐禅をしても、何にもならん」と一言返ってくるでしょう。それは「ご利益がない」と言っているのではありません。**「ご利益を求める心で修行してはいけないよ」**というのが、禅本来の考え方なのです。目的を求めてはいけない、でも実践することにはメリットがある。この一見矛盾するかのような「日本的マインドフルネス」の考え方が、資本主義に根差した欧米では理解されにくかったために、色々な要素を削り落として極めてシンプルにした「欧米的マインドフルネス」が広まったのではないか。そんなふうに私は考えています。

閑話休題。こうして、**禅がマインドフルネスへとアレンジされる過程で、モメンタムの要素は影をひそめていきました。**しかしそれは、欧米においては狙い通りの成果をもたらしたといってもいいでしょう。リラックスと集中力強化のためのスキルとしてマインドフルネスはわかりやすく体系化され、海外企業に定着していきました。

ところで、このような疑問を持って私は、マインドフルネスをビジネスの世界で実践的に活用することから、経営コンサルタントとして企業内の創造性開発や人材のパフォーマンス改善、組織開発などに取り組んでいる知人の恩田社長に意見交換を持ちかけました。その際、恩田さんは次のような話をしてくれました。

「欧米の文化は個人主義的に自立心を幼少から醸成するので、もともと前進思考のモメンタム的な素養を持っている人が多いということです。そんな彼らにとっては、心を癒やす必要性には目が向いても、勢いづける必要性への関心は低かったのかもしれません。そういった文化の違いを考慮しないで、欧米で流行りだからと丸呑み的に日本に持ち込んでも（逆輸入ですが）、やはり体感的にどこか違和感が生じてくるので定着が難しくなっているのかもしれませんね」

確かにこれもマインドフルネスとモメンタムが分離してしまった一因のように思えます。

私（川野）からみても、欧米から逆輸入されるかたちで日本に上陸したマインドフルネスは、欧米ほどには定着していないように感じられます。

日本と欧米における、マインドフルネスの受け入れられ方の違い。

その原因として考えられるのは、やはり恩田さんの見解のように、**文化を背景とする日本人と欧米人のマインドの違いが壁になっている**ように思われます。

欧米人、特にグーグルやアップルの社員のようなエリート層は、高い自己肯定感を備えていて、基本的に「ポジティブ」な人が多く、人生においても「あれを達成したい」「これを目標にしている」といった強い目的意識を持っています。つまり、彼らのモメンタムはもともと高い状態にあるということです。

そのため、一時的に心が疲れることがあったとしても、マインドフルネスによって心理的疲労（あるいは脳疲労）が回復すれば、自浄作用が働いて彼らは本来のポジティビティをすぐに取り戻します。仕事においてもより活動的になり、業務効率の改善や生産性向上など、目に見える効果が現れてきます。欧米企業がマインドフルネスに積極的なのも、こうした明らかなメリットを期待してのことと思われます。彼らがマインドフルネスに期待しているのは、**「癒やし」の効果自体よりも、それによって引き出される行動力**、というわけです。

一方、日本人は欧米人に比べて仕事に対する目的意識が薄く、また自己肯定感も低いというデータが知られています。詳しくは後述しますが、目的意識のないところに、モメンタムは生じません。目的意識のない人生とは、進むべき方向が見えない人生、何をしたらいいのかわからない人生でもあるからです。そのため、**マインドフルネスで心の疲れを軽減しただけでは、次の行動に繋がらない**可能性があります。結果、モ

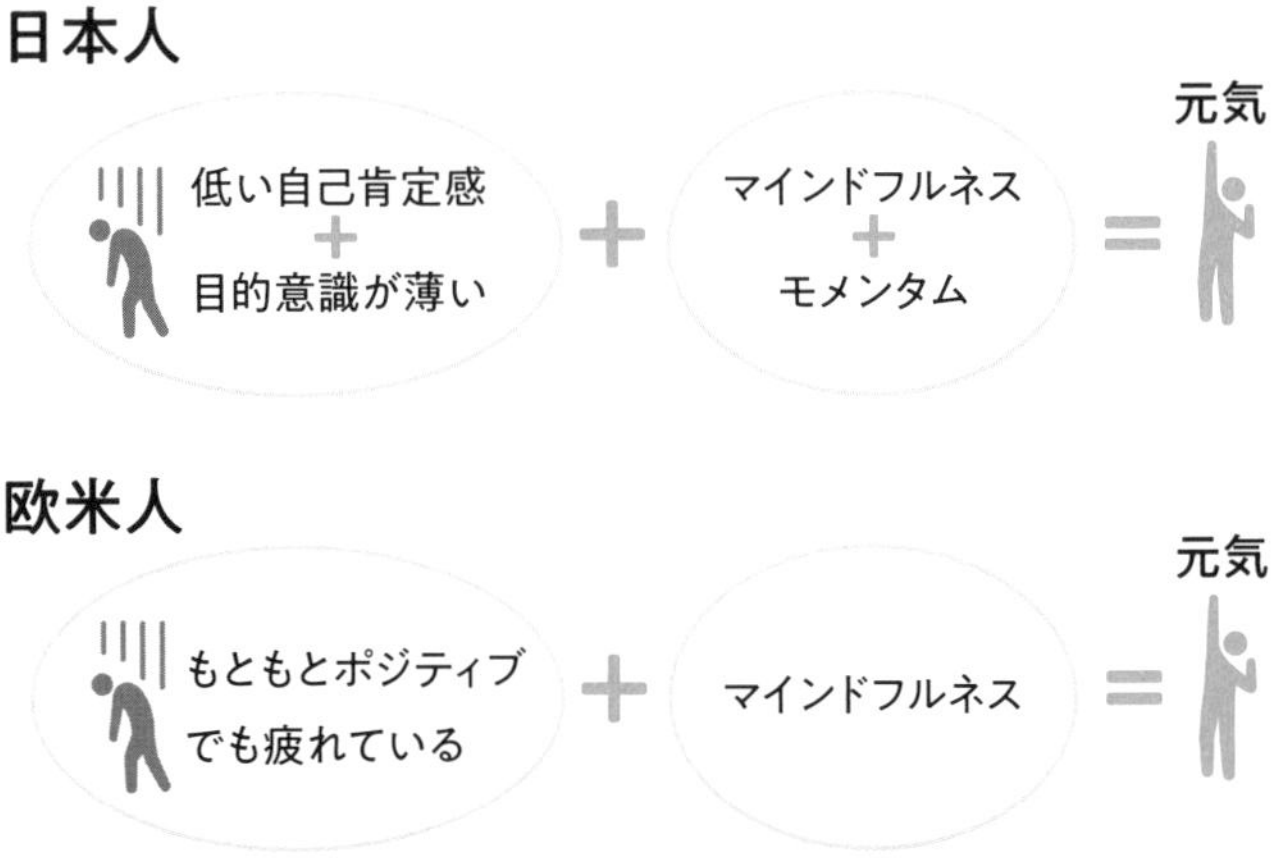

メンタムは発動せず、「なんだかパッとしない」状態を脱することができないため、生き方そのものをポジティブに変えるまでには至らないという人が少なくありません。心理療法としての**マインドフルネスは、うつや不安といった心の症状を緩和したり、再発を予防したりする効果に関してすでに信頼に足るエビデンスが確立されています**し、さらなる活用が期待されています。しかし、国内企業向け、あるいは一般の方向けに今一つマインドフルネスの普及が進まない原因の一つは、この「モメンタム要素の不足」にあるのではないかと思うのです。

これまで10年近くにわたりマインドフルネ

スの普及に取り組んできた私が、あらためてモメンタムに注目した理由が、ここにあります。欧米型のマインドフルネスが日本の水に合わないならば、**日本人の手で、日本人の心性にあったマインドフルネスをつくればいい。**私たちが目指しているのは、「癒やし」や「集中力トレーニング」だけで終わらず、心に勢いをもたらし、人間本来の行動力を取り戻すための、新しいマインドフルネス。そのために、モメンタムが必要不可欠だと考えたのです。

こうして私（川野）は恩田さんとタッグを組み、モメンタム向上のための実践法について、共同開発に取り組むことにしました。本書は主にマインドフルネスについての記述は川野が、モメンタムについては恩田さんが主となって執筆させていただきます。

「なんだかパッとしない」心に潜むもの

「なんだかパッとしない状態」にある人に欠けているのは、心の勢い。それを**「自分を奮い立たせる力」と書いて自奮力《じふんりょく》と呼ぶ**こともあります。なぜ、自分を奮い立たせることができないのでしょう。詳しくは後述しますが、おおむね次のような理由があると、私たちは考えています。

あなたは、次のパターンのいずれかにあてはまるでしょうか？

パターン①「だるい、面倒くさい、気乗りしない」➡脳が疲れている

強烈なストレスにさらされている現代人は、**身体だけでなく「脳」が疲れています。**

身体の疲れは、1〜2日休暇をとり、リラックスに努めれば回復するかもしれませんが、頭はスッキリしないままです。

「なんだか仕事が手につかない、集中できない」

「朝からだるい、やる気が出ない」

「夏までにダイエット！　でも、明日からでいいか……」

どれも、脳の疲れのせいである可能性があります。

パターン②「これ、一体何のため？」➡夢や目標がない

「〜したい」「〜のためなら頑張る」と思える目標があると、人は自分を奮い立たせることができます。それは生きるための指針であり、進むべき人生を照らしてくれるもの。一見つまらない作業も「夢の実現に近づく」と思えば、苦もないでしょう。

裏を返せば、**そもそも夢や目標がないと、つまらない作業をする理由もなく、モメンタムは高まらない。**行動できない人になるのも無理はありません。

とはいえ、「あなたの夢は?」と質問されて「私の夢は○○です」と即答できる人が今の日本にどれだけいるでしょうか。特に若い世代ほど、夢や希望を持たない印象があります。日本を含む主要6ヶ国の17~19歳を対象にした意識調査(2022年発表)によれば、「将来の夢を持っている人の割合」で日本は最下位で、60%以下にとどまりました。韓国、アメリカなど他の国では軒並み8割と、その差は明確です。もちろん、それは現状を変える必要を感じないほど日本が豊かになった表われかもしれませんし、逆に日々の生活を送るのに精一杯で、未来のことなど考える余裕がない、「考えたところで仕方がない」と思っているからかもしれません。

パターン③「でも…だって…どうせ…」➡ネガティブな想念が邪魔をする

仮に、「やりたいこと」や、「やらなくてはいけないこと」が目の前にあっても、まっすぐ行動に移せるとは限りません。「でも……だって……どうせ……」と言い訳をして、行動を先延ばしにした経験は誰しもあるでしょう。立派な夢や目標が胸にあっても、「はじめの一歩」を踏み出せないまま、何年も過ぎてしまうことだってあります。

そのとき、行動の邪魔をしているのは、

「どうせうまくいかない、失敗する」

「こんなお願いして、断られるに決まってる」

「人と違うことをしたら、目をつけられる、批判される」

といった、**ネガティブな想念**なのではないでしょうか。ビジネスの世界では、まだ何もやっていないのに心配や不安など否定的な幻想を抱いてしまうことを、**「ネガティブファンタジー（否定的幻想）」**と呼んだりします。

「もっとポジティブにならなくては」と意識してみたところで、気持ちが切り替わるものではありません。むしろ、考えたくないものほど考えるようにできているのが、人間の脳です。**ネガティブな想念を消そう消そうと努力しても、ますます不安になっていくのが「心のルール」**なのです。

他人の目には「性格がこじれている」人のようにも見えるかもしれません。未来のことを必要以上に案じ、過去の失敗には引きずられ、目の前の事実をありのままに捉えることができない。これでは、本来楽しいことも心から楽しめないでしょう。でもそんな心のクセは変えることができる、それを後ほど色々な角度から紹介させていただきます。

●パターン④「ちゃんと準備してから……」➡完璧主義で「愚直」になれない

基本的に、頭のいい人は慎重派の傾向があります。

「なぜ、何のためにそうするのか」
「その結果、何が起こるのか」
「どんなメリットがあり、どんなリスクがあるのか」

など、納得できる答えを手にしてからでないと、行動に移そうとしないのです。

しかし、現実の世界は予測がきかないことがほとんどです。となると、多くの場合「まず動いてみよう」より、**「まずは様子をみよう」を賢い人ほど選択しがち**です。

「あれこれ考えずに動いてみると楽しくなるかもよ」といったアドバイスも、論理的思考力の高い人は「バカになれ、妥協しろ」と言っているように聞こえ、反発を覚えることも少なくありません。こうして、頭がいいからこそ「不動智」から離れていき、動けなくなってしまうのです。

賢い人ほど、前述のネガティブファンタジーに囚われがちだともいえます。「頭がいい」とは分析的であること。特に失敗する可能性にばかり意識が向かいます。仕事や勉強においても「後で慌てないよう、しっかり計画を立てなくては」などと気を回していくうちに時間ばかり過ぎていく、というのがよくあるパターンです。

パターン⑤「失敗したらどうしよう……」→自信を持てない

生まれついての自信家に見える人もいるかもしれませんが、多くの場合、その自信は幼い頃から積み重ねた小さな成功体験に裏付けられています。例えば、親に褒められながら育つと「自分はできるんだ」という、健全な自己肯定感が育ちますし、うまくいかないことがあっても「そういうこともあるさ」と楽観していられます。

同様に、「失敗するかも……」といったネガティブな想念にも裏付けがあります。

一度の大失敗で自己肯定感を失う人もいますが、**影響が大きいのはやはり幼い頃から積み重ねてきた経験**です。親の指示に従わないと叱られた、努力したのに先生に褒めてもらえなかった、挑戦しようとしたのに同級生からバカにされた。そんな経験を積み重ねた人が行動をためらうのも、無理はありません。何かしようとするたびに、「また失敗したらどうしよう」とビクビク。あるいは「行動しても何も変わらない」「成功すれば疎まれ、失敗すれば非難される」などなど、行動しない理由ばかりが頭をよぎります。

●パターン⑥「あんまり大声出すのは、ちょっと……」➡心のリズムがおとなしい

これは、日本人らしい、文化的な要因といったほうが適切かもしれません。

例えばアメリカ人を見ていて、そのテンションの高さに驚くことはないでしょうか。メジャーリーグの試合の観衆が、人目をはばからず「イエーーー！」と叫んでいるのを見ると、持って生まれたモメンタムの違いを感じずにはいられません。

そんなアメリカ人と比較すると、日本人は**周りの目を気にしてか、基本的におとなしく、スポーツにおいても礼節を重んじる**傾向があります。例えば、柔道で「一本」をとった選手がガッツポーズしようものなら「敗者への敬意がない」と批判の的にされてしまうかもしれません。でも本来、喜びの表現と侮辱は別ものであるはず。もち

ろん、敗者に対する思いやりの態度は武士道精神の美徳であり、守るべきものだと思います。でも感情をすべて封印することだけがスポーツではない気がします。エンゼルス時代の大谷翔平選手も、メジャーの水に慣れたのか「イエーーー！」と喜ぶ姿を見かけるようになりました。

本書で紹介しているモメンタムワークは、ドーパミンの分泌を助け、行動を妨げるこれらの要因をはねのけるのに役立ちます。思い出してください。私たちは「やる気があるから、行動する」のではなく、「行動するから、やる気が出る」のです。**モメンタムワークでやる気にスイッチを入れれば、楽に動き出せる**ことでしょう。

ただし、ここで立ち止まって考えなければならないことがあります。

「すぐ動ける」だけでいいのか。パッとしないこの気持ちを根本から変えるには、**「行動し続けられる人」になる必要がある**のではないか、と。

着火しやすい心をモメンタムでつくる

実は、心の勢いづけであるモメンタムには「2つの概念」があります。

モメンタムには確かに、「行動できない」人の心を鼓舞し、行動に向かわせる効果があります。その意味で、モメンタムはまず、心の着火剤の役割を担っています。

しかし、**着火剤だけで「燃え続ける」ことは不可能**です。はじめの一歩を踏み出すことはできても、2歩目、3歩目を踏み出し、走り続けるには、着火剤的なモメンタムだけでは足りません。そこには、人生を上向かせるような目的意識や、健全な自己肯定感に基づいた火を燃え続けさせる燃焼の作用、持続的なモメンタムが必要になってきます。

もし、着火のモメンタムだけで走り続けたら、どうなるか。行き着く先は、「燃え尽き症候群（バーンアウト）」かもしれません。

例えば、昨日まで熱心に仕事に打ち込んでいた人が、突然燃え尽きたように意欲を失って会社を辞めてしまう。真面目で責任感が強い人ほど、周囲の期待に応えるようにして頑張るのですが、そこに**「何のために頑張るのか」**や、**「自分という存在は大切である」といった感覚がないと、心がひどく消耗する**のです。

「グーグルなど欧米企業にマインドフルネスが根付いたのは、目的意識が高いエリート層だった」という話を思い出してください。彼らはマインドフルネスによって心の疲れを癒やすことによってモメンタムを取り戻すことができたと考えられます。それは**彼らがもともと目的意識や自己肯定感を備えていたから**です。しかし前述したように私たち日本人にはそんな確固たる自己肯定感が不足していることが、さまざまな調査で明らかになっています。

ならば日本人も、目的意識や自己肯定感を養う必要があります。それこそ「人生を充実させたい」という上向きな気持ちの源です。

昨今、心理学やビジネスの領域で注目されている「レジリエンス」も、そこから生まれます。レジリエンスとは簡単にいうと、たとえ強いストレスを受けても「折れない」心のことです。一般的に、ストレスに強い心といえば、コンクリートのように頑丈なものを想像されるかもしれません。しかし、コンクリートは案外脆《もろ》く、瞬間的に強い衝撃が加わると、たちまち砕けてしまいます。**本当に強い心とは、「折れない」心のこと。**まるで竹や笹が、強風にさらされても大きくしなりながら決して折れずに立ち直るかのごとく、ストレスに負けず、むしろストレスを糧に成長することができる。これが本当のレジリエンスです。

そう考えると、モメンタムとは「レジリエンスを起動させるもの」ともいえます。

レジリエンスとは、人生を上向かせる心。それは着火のモメンタムによって起動し、そして燃焼のモメンタムによって更に大きく燃え上がるのです。

2つの瞑想と、2つのモメンタム

では、具体的にどうやってレジリエンスを手に入れるのか。

おそらく、**「人生に目標を持ちなさい。前向きに生きなさい」**といきなり言われても、さまざまな理由でモメンタムが落ちている心には難しいでしょう。例えば、ネガティブな想念を抱えたまま、無理やりに夢や目標を考えても、内容はネガティブなものに偏りがち。「こんな夢しか持てないのか」「そもそも目標をイメージすることができない」と、ますます自分に幻滅する恐れすらあります。「本当はこんな生き方がしたい」と気がつく瞬間があっても、「どうせできっこない」「もっと別に、やらないといけないことがあるだろう」などと、自ら否定してしまう「心のクセ」がついているかもしれません。

ここからは、**段取りが大切**です。

3章で取り上げるのは、基本のマインドフルネスです。詳しくは後ほど説明しますが、**「今、この瞬間」**に意識を向けるサマタ瞑想（91ページ）を中心に行い、行動の邪魔をする心のなかの雑音を断ち切ります。

続く4章では、心を鼓舞するにあたって即効性がある「着火モメンタム」のワークを紹介します。

基本的に生き方・考え方がポジティブで、人生においても**「あれがしたい、これがしたい」**といった目的意識を持っている人なら、4章まで読めば動ける人になれる可能性が高いといえます。身体を動かすことでドーパミンの分泌が促され、「なんだかパッとしない」気分からも、脱していけるのではないでしょうか。

逆に4章まで読み進んでも、**「こんなふうに生きたい」**と思えるものがなく、行動力にも目立った変化が感じられない人は、ぜひ5章に進んでいただきたいと思います。

5章では、「今、この瞬間」に意識を向ける瞑想とは違う、もう一つの瞑想、ヴィパッサナー瞑想（91ページ）を用いたワークを紹介します。ヴィパッサナー瞑想とは**「評価や価値判断をせずに、あるがままを観る」**瞑想のこと。自分が本当に望むものは何か、どんなふうに生きたいのかといった、心の奥に眠っている本当の思いを探ってみるのです。また、明るく楽しく、自分らしい人生を歩むための「土台」となる、行動にポジティブな意味づけをする方法や、自己肯定感の養い方にも踏み込みます。

さらに、5章でもいくつかのモメンタムワークを紹介します。ただし、これは心に着火するためのモメンタムのワークとは、また違います。たとえるなら、**心についた火を守り、モメンタムを維持する**ためのワーク。こちらは、着火するためのモメンタムと対比させるかたちで、「燃焼モメンタム」と呼ぶことにします。

着火モメンタムと、燃焼モメンタム。サマタ瞑想と、ヴィパッサナー瞑想。たとえるなら、それは**「焚《た》き火」**に似ています。

サマタ瞑想は、「タープ（布状の屋根）」にあたります。私たちを雨や強い日差しから守ってくれるものであり、これがあれば安心して焚き火ができます。

着火モメンタムのワークは、薪《たきぎ》に火をつけるための**着火剤**です。多少、薪が湿気たとしても、着火剤があれば火が燃え上がるまでそう時間はかからないでしょう。そして、燃焼モメンタムのワークとヴィパッサナー瞑想は、**薪を燃えやすい材質や状態に変える**もの。着火剤なしには火はつかず、またよい薪がなければ火を燃やし続けることはできません。着火モメンタムを点火するにはサマタ瞑想が、また後述する燃焼モ

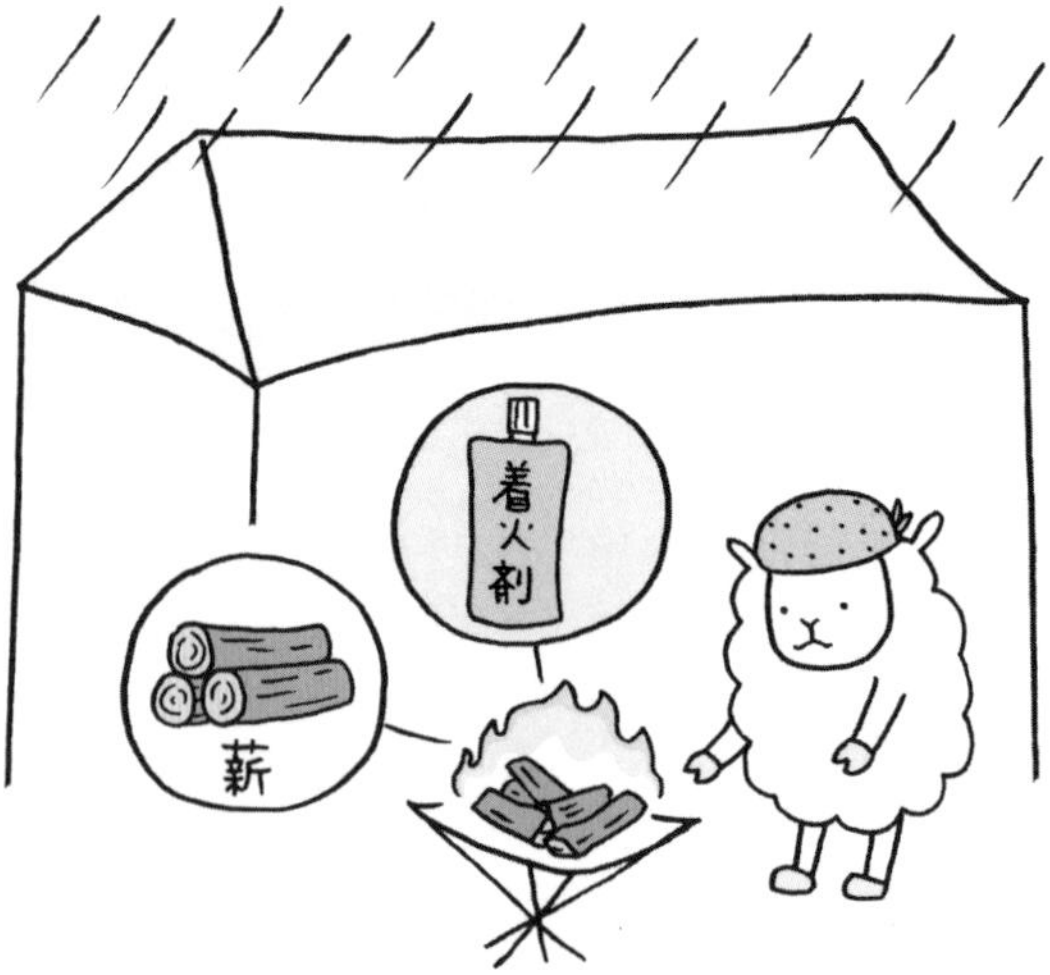

メンタムを焚き上げるにはヴィパッサナー瞑想がその下支えの役割を果たします。
さあ、まずはマインドフルネスから始めましょう。

基本の瞑想（1）呼吸瞑想　呼吸を「観る」

「いつでもどこでも」実践できる瞑想として、どなたにもおすすめできるのが、呼吸瞑想です。なんとなく疲れたな、何かしようにも気が乗らないなというときに、試してみてください。ここではイスに座った状態で行う呼吸瞑想を紹介します。

❶両足を少し空け、イスに座ります。頭の上から1本の糸で吊られているようなイメージで、背筋を伸ばします。

❷3回ほど大きく深呼吸します。新鮮な空気を胸いっぱいに吸い込み、自然に吐き出します。

❸ここから先は意図的に呼吸をコントロールせず、

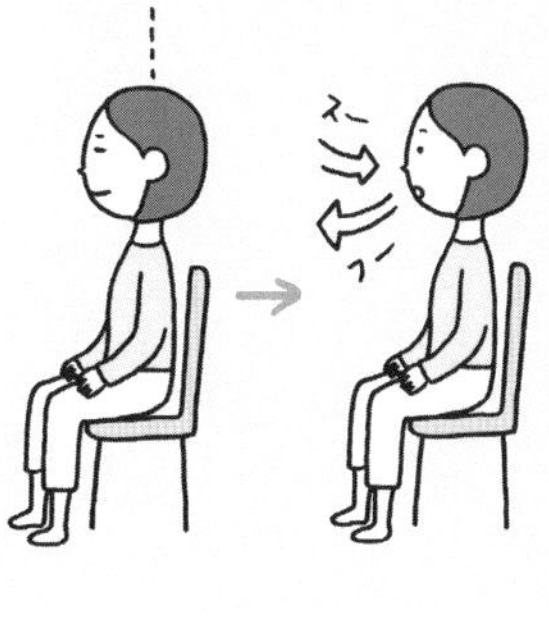

自然な呼吸に任せて、ただ鼻を出入りする空気の流れを観察します。

瞑想のポイントは**「観察」**です。「深く息を吸おう、長く吐こう」などと細かく考える必要はありません。呼吸をコントロールしようとせず、ありのままの呼吸をただ感じること。スースーと鼻を出入りする空気に意識を向けるのが手軽です。

文字通り**「一息いれる」だけで、脳の疲れがとれる**のを実感できる人もいると思います。もちろん、気持ちよいと感じられるなら、5分、10分と続けるのも、OKです。

基本の瞑想（2）歩行瞑想　足裏の感覚を追いかける

呼吸瞑想の次は、**「歩く瞑想」**です。「歩行瞑想」あるいは「マインドフル・ウォーキング」と呼ばれることもあります。ここでも「観察」がポイント。観察するのは、足の裏の感覚です。

足の裏の感覚に意識を向けやすくするため、歩くスピードをぐっと落としましょう。さらに一歩を、

（1）かかとがあがる
（2）つまさきがあがる
（3）空中を足が移動する
（4）足が着地する

の4つに分割します。かかと、つまさきの順で床や地面を離れ、足の裏が体重から解放されたときの感触、空中に浮いた足が移動し、かかとから着地して床や地面の感触が足裏に戻ってくる感触を、味わいましょう。

最初のうちは「かかとがあがった」「足が着地した」などと心のなかで唱えながら歩くと、感覚を追いかけやすいと思います。

歩くスピードをあげようにもあげられないので、周囲に人ごみや車のない静かな場所で行うのがおすすめです。その分、足裏の感覚に集中しやすく、**仕事の合間に部屋を一周するだけでも、効果はてきめん**です。

「一歩を4つに分割する」感覚が難しい、という方のために、より簡単な歩行瞑想もご紹介しておきましょう。

（1）普段通りのスピードで歩きながら、
（2）「右、左、右、左」と足の裏の感覚に注意を向ける

やることはこれだけですが、一つ注意してください。「右、左、右、左」というリズムに合わせるように歩くと、瞑想ではなく「行進」になってしまいます。コツは、ゆっくりと歩きながら、足の裏の感覚を「実況中継する」あるいは「後から追いかける」ように、心のなかで「右、左、右、左」と唱えること。これで瞑想になります。そして慣れてきたら「右」「左」といった言葉を手放して、ただ**足の接地感覚を左右交互に追っていく**ようにしましょう。

人が見れば、普通に歩いているのと変わりません。通勤・通学などの移動時間や、散歩の合間などに取り入れて、脳の疲れをスッキリと手放しましょう。

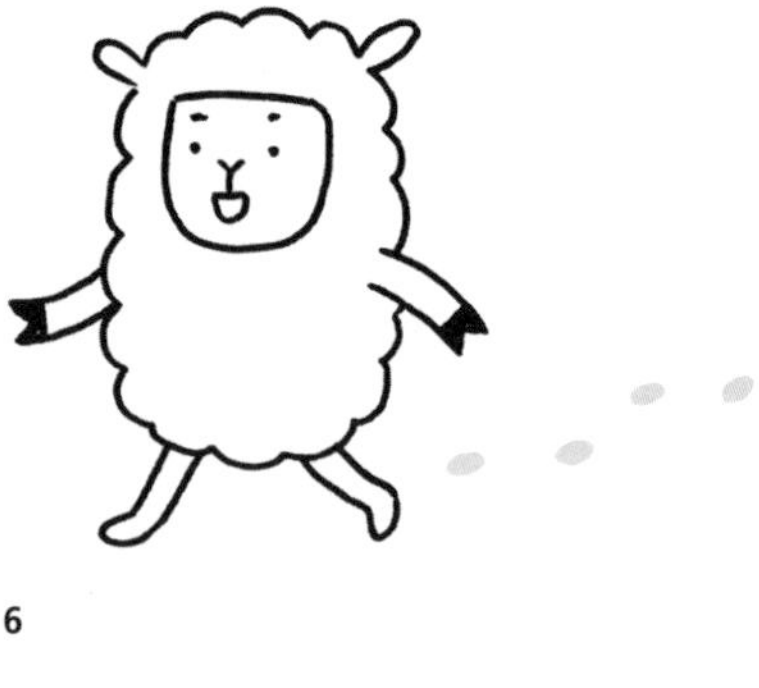

基本の瞑想（3）ボディスキャン
頭からつまさきまで全身の疲労回復に

ボディスキャンは、頭のてっぺんからつまさきまで、**全身を深く休ませる瞑想**です。疲れた一日の終わりに、心地よい癒やしの時間をつくりましょう（長さはあくまで目安ですから、細かく時間を計る必要はありません）。

❶仰向けに寝て、少しのあいだ呼吸瞑想を行います（30秒～1分程度）。
❷頭に注意を向け、後頭部に感じる、頭の重さや熱さ、心地よさなどを感じます（2分間）。
❸鼻に注意を向け、自然に呼吸をします。鼻を出入りする空気の流れを感じます。
❹首、肩、背中、腰の一帯に注意を向けます（2分間）。
❺胸とお腹に注意を向けます（1分間）。
❻最後に、全身に注意を向けます（3分間）。

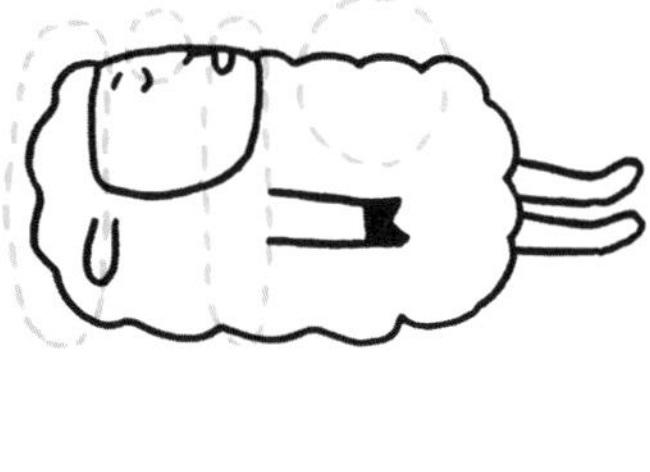

なお感覚を観察する順番は、足のつまさきから順に上がっていって頭まで行う手法

など、色々なバージョンがありますから、この方法に限らずご自身のやりやすい順番を見つけてみてください。ボディスキャン中に眠気を感じる人もいると思いますが、そんなときは眠ってしまって結構です。日本人の4割が不眠に悩んでいるともいわれる昨今です。ベッドに入っても脳が休んでいないからでしょう。ボディスキャンによって**脳の活動が落ち着き不眠が改善する**なら、それに越したことはありません。

２章のまとめ

○「マインドフルネス」は疲れた心を癒やす

○日本人は欧米人に比べて仕事に対する目的意識が薄く、また自己肯定感も低い。日本人こそ、モメンタムが必要

○「なんだかパッとしない状態」にある人には、自奮力が欠けている

○禅僧の修行には、大きく「理入」と「行入」の２つがある。理入は経典を読むなどして理屈から、行入は行動、身体から入る修行を指している

○「莫迦になって、今すぐやる」人になるための修行が「行入」

○意識を変えたければ、行動から変えること

○やる気を持続させるためには、「着火モメンタム」「燃焼モメンタム」「サマタ瞑想」「ヴィパッサナー瞑想」の４つのアプローチが必要

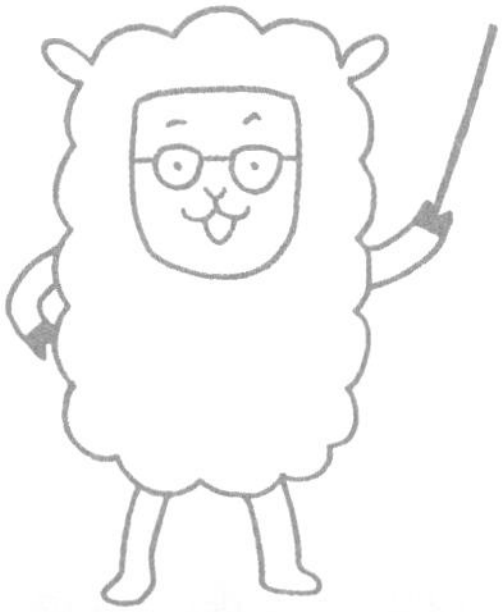

3章

行動する人になるためのステップ1
心の雑音を断ち切る

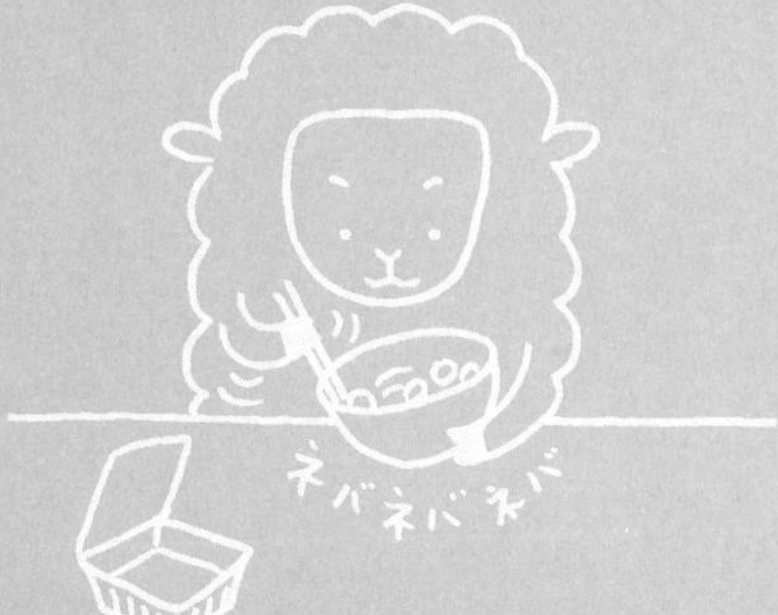

心のモヤモヤを鎮めるマインドフルネス

いつもモヤモヤ、イライラしていて、スッキリしない心をリセットし、ニュートラルな状態に戻す。その手段として、マインドフルネスは「瞑想」を使います。

まずは瞑想の基礎知識をおさえておきましょう。すでに触れた通り、瞑想は禅宗に古くから伝わる修行法の一つです。ストレス社会の現代を生きる私たちはそこから着想を得て、**「『今、この瞬間』に意識を集中させ、脳を休めること」**を狙いの一つとして、瞑想を日常に取り入れることができると思います。

瞑想にも、呼吸瞑想、歩行瞑想などさまざまな種類がありますが、「今、この瞬間」に意識を向ける手段であるという点はどれも同じです。ですから、より広義においては**生活上のどのような行動も瞑想になりうる**ということ。ぜひこの機会に、ご自身の「オリジナル瞑想」を見つけることも楽しんでいただければ幸いです。

瞑想の効果も、実にさまざまです。

近年、瞑想に脳科学のメスが入ったことで、集中力や判断力、ストレス耐性など、仕事のパフォーマンスの鍵をにぎる能力が向上したり、人間関係の改善が望める、うつなど心の病の症状が楽になったり、再発を防止したりといった効果が、相次いで報告されています。

なかでも、多くの方が比較的短期間で体感できるのは、**「頭がスッキリする」**効果でしょう。最初はぜひ、瞑想の基本ともいえる呼吸瞑想（63ページ）を試してみてください。

ここでは、呼吸瞑想をさらに手軽にアレンジした**「一息瞑想」**を紹介しましょう。ほんの一呼吸あればリラックスできる、史上最速の瞑想法です。

右手か左手、どちらか一方の手のひらの真ん中あたりに向けて、均等に息があたるように呼吸しましょう。○秒吸って○秒吐くとか、胸式呼吸より腹式呼吸がいいとか、息をコントロールしようと頑張る必要は一切ありません。手のひらを介することで、一般的な呼吸瞑想より、呼吸に意識を向ける感覚をつかみやすいと思います。

呼吸は、感情の波と深く関わっています。そのため、瞑想中に雑念が浮かんだり、心が動揺したりしているときは呼吸も乱れ、手のひらにうまく息があたらないはず。

しかし、たとえ呼吸が乱れても、それを正そうとせず、そのまま呼吸を続けましょう。

「少し呼吸が乱れているな」

「だんだん落ち着いてきたな」

と、あるがままの呼吸を、ただ「観察」する。それが「今、この瞬間」に意識を向けるコツです。

「脳の疲れ」から逃れられない私たち

マインドフルネス瞑想をすると、「頭がスッキリする」。これは、私たちの脳がそれだけ疲れているという証拠でもあります。

私（川野）が勤めているクリニックにいらっしゃる患者さんのお話をうかがうと、よくわかります。私たち現代人は、**身体の疲れよりも脳の疲れのほうが、ずっと深刻**です。困ったことに、身体の疲れと違って、脳の疲れは一晩寝たぐらいでは回復しません。それでいて脳の疲れは自覚しにくく、放ったらかしにされがちです。

それがあるとき、原因不明の体の不調や、集中力の低下、心の病、幸福感の低下など、さまざまな症状となって現れるのです。それでも放置していると、不眠や自律神経失調症、うつなど、さらに深刻な症状を招くことがわかっています。

「なんだかパッとしない、動けない」のも、あなたがまだ自覚していない、脳の疲れのせいかもしれません。

なぜ、私たちの脳は疲れているのでしょう。

背景にあるのは、例えば現代の「情報過多」です。インターネットの登場により、私たちの**脳が処理しなければならない情報量は、それ以前に比べて、数十倍規模に増えました**。スマホによって、それはさらに加速。四六時中、SNSをチェックしたり、ゲームをしたりと、脳が休む暇がありません。

「マルチタスク化」も進んでいます。

職場では、**複数のタスクを同時に処理する「マルチタスク」が常態化**しました。仕事Aについてアポイント入れを進めながら、仕事Bの資料を作成し、仕事Cに関する会議に出席して、仕事Dの仕込みをする……。このように「○○をしながら、○○をする」状態が当たり前になっています。

日常生活のなかでもマルチタスク化は進んでいます。スマホしながら食事。通勤しながら勉強、音楽を聴きながら読書。**誰に命じられたわけでもないのに、私たちは「○○しながら○○」を続け、脳に疲れをため込んでいます。**

その結果、何が起きたか。私たちの生活から「一つのことに意識を集中する」時間が消えました。私たちは、いつも何かをしながら別のことを考えていて、「心ここにあらず」の状態で過ごしています。脳科学は、この「心ここにあらず」を**「マインドワンダリング」**と表現します。私たちの心（マインド）は常にさまよっている（ワンダリング）。現代を生きている限り、マインドワンダリングから逃れるのは至難の業です。

脳が疲れている直接の原因が、これです。

というのも、脳科学の研究によると、マインドワンダリング中の脳はエネルギー消

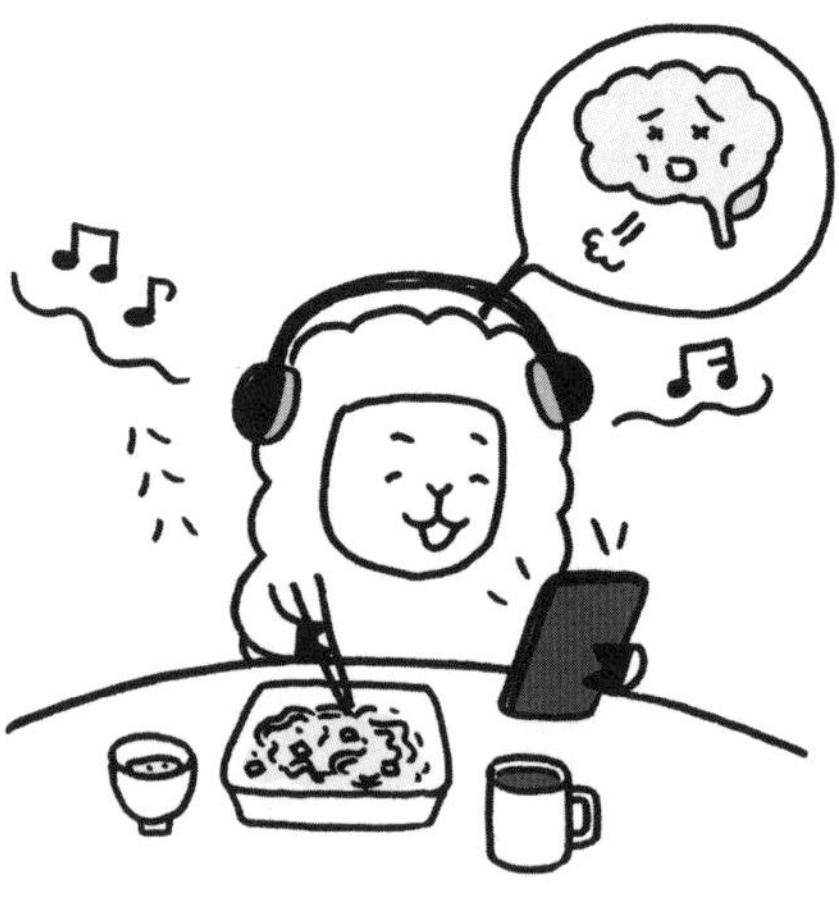

費が激しいことがわかっているのです。

それは、脳にある神経回路**「デフォルト・モード・ネットワーク（DMN）」**によるものです。デフォルト・モード・ネットワークとは、解決方法が定まっていない問題についてあれこれと考えをめぐらせるときに活性化する神経回路のこと。なお、マインドフルネスと密接な関係にあるとされる脳内ネットワークが、さらに2つあることがわかっています。目標実現のために計画を立てたり、ゴールに向かって集中的に作業したりするときに活性化する「セントラル・エグゼクティブ・ネットワーク（CEN）」と、DMNとCENを切り替える働きを持つ「セイリエンス・ネットワーク（SN）」です。

DMNが消費するエネルギーは、脳全体の消費エネルギーのなんと6割以上におよぶとされています。さらに、**現代人は起きている時間の50%近くをマインドワンダリングの状態で過ごしている**という報告もあります。これでは、私たちの脳がエネルギー切れを起こすのも当然です。

モメンタムの前に、マインドフルネスがある

では、どうしたら脳の疲れをとれるのでしょう。身体の疲れをとる方法なら、マッサージやエステ、お風呂と、たくさんあります。若い人なら、一晩眠るだけで身体の疲れはとれてしまうでしょう。ところが、脳の疲れは「一晩眠れば治る」というわけにはいきません。意識してケアしないと、脳の疲れは蓄積し続けます。

大切なのは、**症状がひどくなる前に、脳を休める**こと。その手段が、瞑想であり、マインドフルネスの心がけです。ＤＭＮの働きを抑え、マインドワンダリングにストップをかけるには、さまよう心を「今、この瞬間」に繋ぎとめてくれる瞑想が特効薬になるのです。

そして、ここからが肝心です。

なんだか頭がモヤモヤとして、思い浮かぶのはネガティブな考えばかり。

「行動しなくちゃ」とわかっていても、心と身体がついてこない。

そんな人に、まず実践していただきたいのも、モメンタムのワークではなく、マインドフルネスの瞑想です。

脳が疲れた状態でも、モメンタムはきっと機能することでしょう。でも前述の通り、モメンタムだけではバーンアウトする恐れがありますし、疲れたままの脳では、モメンタムの効果も半減します。マインドフルネスはいわば、**「行動し続けられる人になる」ためのステップ1**です。最初に、脳の疲れを癒やすこと。その後モメンタムを実践すれば、より効果的だというわけです。

「ずぼら瞑想」入門

さて、本書がご紹介する瞑想は、「ずぼら瞑想」です。

いつでもどこでもやればいい。

やりたいときにやればいい。

やりたくなければ、やめていい。

だから無理なく続けられて、効果てきめん。
それが、ずぼら瞑想です。

一般的に、瞑想というと「作法が決まっているもの、ストイックなもの」というイメージがあるかと思います。でも、禅の修行者でないなら、そんなことを気にする必要は全くありません。むしろ**「～しないといけない」という思い込みが強いと、「今、この瞬間」に意識を集中する邪魔になります**。

ずばり、瞑想は「頑張らない」ほどうまくいく。これまで真面目に頑張ってきた人ほど「時間がない」「続けたくても、続けられない」といって悩むのですが、それもまた、思い込みです。「なんとなく気持ちいいな」と感じられる瞬間を日常に増やせたら、ずぼら瞑想としては満点です。

ずぼら瞑想は、ずぼらな人でも続けられる瞑想です。しかし同時に、**真面目すぎる人たちが、もっと肩の力を抜くための瞑想**でもあるのです。

１００ページからは、そんなずぼら瞑想をご紹介しています。ぜひお試しください。

なかには「こんなものが瞑想になるの？」と驚くようなものも、あると思います。

例えば、家事です。家事はずぼら瞑想の宝庫です。お掃除も、靴磨きも、洗濯も、歯磨きも、普段は特別に意識を向けることなく済ませている人が多いはず。でもたまには「心を込めて」やってみる。それだけで立派な瞑想になります。

「キャベツの千切り」瞑想も、その一つです。

特別なことは何もしません。ただ、キャベツを切る包丁の感覚に意識を向けてください。キャベツを断ち切るときのザクザクとした手応えを感じ、まな板をたたくトントンという音を聞きましょう。「ピーラーでやればもっと早いのに」といった気持ちも忘れて、「キャベツを切る」ことだけに意識を集中します。

家事だけではありません。コツをおさえればどんなものでも瞑想になります。特に、キャベツの千切りのように**「単純な動作の繰り返し」は、瞑想の効果大**です。

例えば「納豆をかきまぜる」あの動作。私は朝食の際に、よく実践しています。慌てず、急がず、ただ丁寧に納豆を混ぜていると、頭のなかから言葉が消え、心が澄んでいくのがわかります。起きてもいない未来を心配することも、変えられない過去を悔やむこともなく、「今、この瞬間」に没頭できる時間です。また、そうして心を込めてかきまぜた納豆をご飯にのせていただく朝ごはんの、美味しいこと。

同じように、卵を「溶く」、大根を「すりおろす」、ネギを「刻む」、靴を「磨く」などの動作も、心を込めれば、瞑想に変わります。

瞑想が「注意容量」を奪う

なぜ、瞑想をすると、こんなにも心が落ち着くのでしょう。

心理学の見地からは、「注意容量」というキーワードを使って説明できます。

前述のように、人間の心は**「考えてはいけないと意識するほど、かえって考えてしまう」**性質を持っています。「グズグズ考えているから動けないんだ、考える前に動け」と言われても難しいのはそのため。考えまいとするほどに考えてしまう、悩むまいとするほどに悩んでしまうのが、人間の定めなのです。

しかし、人間が何かに向けていられる注意の量には限りがあります。ならば、注意

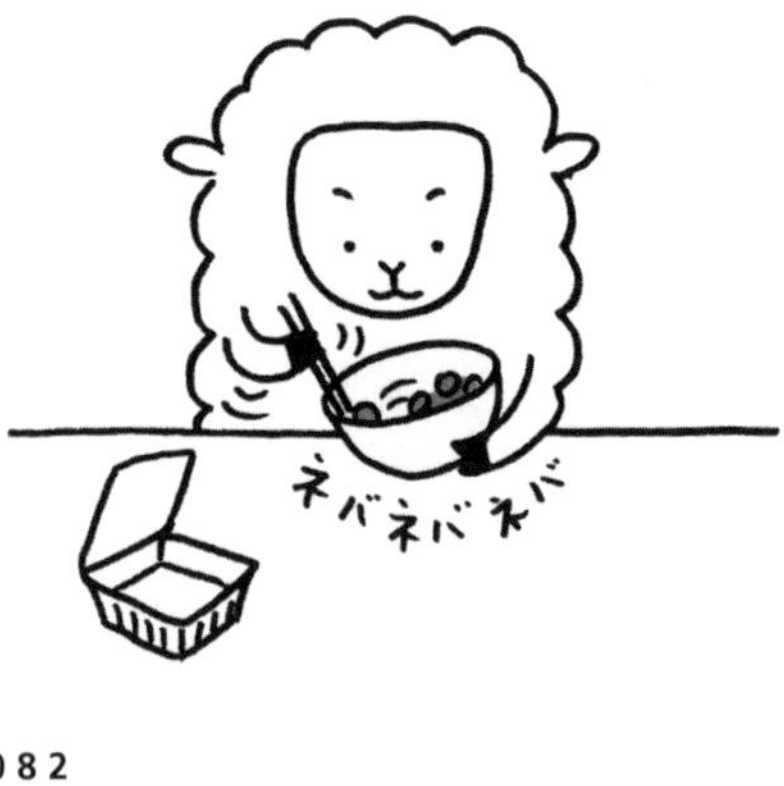

容量を使い切ってしまえばいい。そこで、瞑想です。瞑想によって「今、この瞬間」に意識を向け、**注意容量を使い切れば、何も考えずに済みます。**

瞑想が注意容量を奪う力は強力です。私はそれをお寺での修行中に実感しました。前述のように雲水の修行は精神的にも肉体的にもハードです。私は30歳と少々遅めの入門でしたが、多くの雲水さんは20〜25歳くらいの「現代っ子」でした。修行に耐えかねて「帰りたい」と泣き出す後輩もいました。

それなのに、うつ状態のように心身のエネルギーが枯渇して寝込んでしまう人は、少なくとも私が修行させていただいた3年余りの間は誰もいませんでした。毎日クタクタになるまで働いて、夜は「布団に入った瞬間に、もう朝」かと思うほど一瞬で深い眠りに落ちる。これほどの厳しい修行で注意容量を消費していたら、あれこれと思い悩む暇もない、ということなのではないでしょうか。

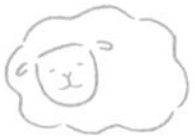

「空っぽになる」からうまくいく

ここからは、「頭がスッキリする」にとどまらないマインドフルネスの効用を、エビデンスを挙げながら紹介しましょう。

●マインドフルネスは集中力を高める

「集中力がなくて、仕事が手につかない」とよく聞きますが、人間はもともと、一つのことに集中するのが苦手だとするデータがあります。

かつてマイクロソフトの研究で、人間が集中力を持続できるのはわずか「8秒」が限界、というものがありました。また近年、人の話に集中できるのはせいぜい30分か40分程度であり、90分もある大学の講義は長すぎるという指摘をしている専門家もいます。集中力がないのは、その人にやる気がないわけでも、サボりグセがあるからでもなく、脳の限界のせいと考えたほうがいいでしょう。

一方、「今、この瞬間」に意識を繋ぎとめるのが瞑想です。瞑想により集中力は回復し、本来やるべき課題にフォーカスできます。

逆にいうと、**集中力が切れたまま作業を続けるのは危険**です。それは、ガソリンが切れたエンジンを回し続けるのと同じで、燃え尽き症候群（バーンアウト）に繋がる可能性がありますし、先延ばしの元凶にもなります。「集中力が切れた」と感じたら、いっそ作業から離れ、瞑想することをおすすめします。席についたまま呼吸瞑想をするのもいいですし、階段を上り下りしながら、足の裏の感覚に意識を向けるのも、効果的です。

そうしていったん脳を休めたほうが、業務の生産性もかえって高まるはずです。

欧米の企業がマインドフルネスに着目したのは、このあたりに理由があります。

グーグルは「瞑想ルーム」を本社オフィスに設け、従業員が仕事の合間に瞑想できるようにしました。誰しも、同じ集中力でずっと働き続けることは困難ですが、瞑想を仕事の合間に組み込めたなら話は変わります。それは**「仕事しつつ休み、休みつつ仕事をする」**ようなもの。マルチタスクを続けながら、バーンアウトすることなく集中力を維持できるかもしれません。

職場における瞑想の効果を、数字で示した企業もあります。

ヤフー株式会社では2016年から、7週間のマインドフルネス・プログラムを延べ1500名以上の社員に提供したところ、「プレゼンティーイズム（出社してはいるものの健康上の問題によって業務効率が落ちていた状況）」の数値が平均約20％改善したことを報告しています。うち週3日以上瞑想を実践した人では約40％改善したということですから、その効果は計り知れません。

また保険会社のエトナは「マインドフルネスセンター」をつくり、1万3000人以上の社員にマインドフルネス研修を実施しました。すると**社員のストレスは3分の1に減り、1人あたりの生産性が年間3000ドルも高まった**といいます。

ずばり、先延ばしグセがマインドフルネスで改善することを示した研究もあります。香港教育大学で行われた研究によると、339人の大学生を対象に6ヶ月間にわたってアンケートを実施したところ、**マインドフルネス傾向のレベルと先延ばしグセに、反比例の関係がある**ことがわかったのです。つまり、マインドフルネスの傾向が高いと先延ばしグセの傾向が低く、マインドフルネスの傾向が低いと先延ばしグセの傾向が高いということ。また、マインドフルネスレベルを向上させると、先延ばしグセ傾向が減少することもわかりました。「また、先延ばしグセが出そうだ」と思ったら、その場で瞑想しましょう。集中力、判断力が向上し、行動の邪魔をしていたネガティブな想念も消えて、「今、この瞬間」やるべきことに意識を向けられます。

マインドフルネスで幸せになる

瞑想は、仏教に古くから伝わる、人生を健やかに生きていくための叡智《えいち》でもあります。「今、この瞬間に集中するほど、人は幸せになる」ことを示すエビデンスが、それを裏付けています。

2010年、アメリカでこんな実験が行われました。**「今、何をしていますか？」**という質問に答えてもらう、というものです。このとき「食事をしています」と答えた被験者に、続けて「あなたは何を考えていましたか」と尋ねたところ、「食事のことを考えていた」と答える人は意外にも少なかったそうです。つまり大半の人は食事中もマインドワンダリングの状態にあった、ということです。

次に、被験者を4つのグループに分けました。

（1）嫌なことを考えながら食べている人
（2）好きでも嫌いでもないことを考えながら食べている人
（3）楽しいことを考えながら食べている人
（4）食べていることだけに集中している人

最後に（1）～（4）の全員の幸福度を調べたところ、（4）食べていることだけに集中している人が、最も幸せであることがわかったのです。

●マインドフルネスは創造力を高める

現代人特有のマインドワンダリングは、**「視野が狭くなっている」状態**ともいえます。あれこれ頭を悩ませていると、自分が置かれた状況を客観視できず、「～しなければならない」「～するべきだ」といった思い込みに囚われがち。偏った考え方で他人を傷つけることもしばしばです。瞑想はマインドワンダリングをやめ、こうした思い込みから心を解放します。

これは仏教でいう「無分別《むふんべつ》」の境地ともいえるでしょう。「こうあるべき」という縛りから脱し、物事をありのままに眺め、自由な発想ができるようになります。

私たち社会人は通常、「分別がある」のは「いいこと」だとする世界に生きています。よい・悪いや損得の分別ができることが知性であると評価されますし、分別がある社会は多くの人にとって暮らしやすいということに異論はありません。

しかし、**分別には、人間本来の創造力をスポイルする側面もあります**。人間の無意識下には無数のアイデアが渦巻いています。なかには社会生活に害をなすアイデアもあるため、普段表に出ないよう、心の深いレベルで検閲されているのです。

瞑想は、その検閲を外します。すると、それまで「表に出してはいけないもの」として排除されていたアイデア、**常識を裏切るような新しいアイデアが、意識下にあふれてくる**のです。それだけではありません。「どうせ無理だよ」「人に笑われるし」などと諦めていた生き方や、夢、目標なども心の底から、浮かび上がってきます。

では、瞑想によって他者を傷つけるような発想が止まらなくなるリスクはないのか？　この疑問に対しては、「正しく実践すればその心配はありません」というのが私の答えです。マインドフルネス瞑想を仏教の根源的テーマの一つである「慈悲」に根差して実践することで、豊かな発想を持ちながらも、自己と他者への思いやりを忘れない、そんな心が育まれてゆくと考えられます。

マインドフルネスで人間関係まで改善する

「瞑想をするようになって、人間関係が改善した」

「人と衝突することが少なくなった」

そんな声まで、よく聞きます。ここまで挙げてきたように、瞑想の効果はさまざまです。集中力を取り戻し、創造力を高め、仕事力がアップする。要するに、すぐ行動できる準備が整う。これがどうして、人間関係を改善するのでしょうか？

ここには「自慈心《じじしん》」が関わっています。自慈心とは、マインドフルネスによって養われる**「ありのままの自分を肯定し、慈しむ」**という心のありようで、欧米では「セルフ・コンパッション」と呼ばれます。近年では心理学的な研究も進められ、セルフ・コンパッションが高い人はさまざまな疾病のリスクが低いこと、そして「幸せである」という感覚が増大することが明らかになっています。

自慈心を理解するため、もう一度、瞑想についておさらいしましょう。

瞑想は「今、この瞬間」の感覚に意識を向けることから始めます。これにより、マインドワンダリングは止まり、私たちの行動を妨げるネガティブな想念もリセットできる。自然に、心がポジティブになる。ここまではおわかりいただけたと思います。

しかし、マインドフルネスには、その先があります。私も会員として所属する日本マインドフルネス学会は、マインドフルネスを次のように定義しています。
「今、この瞬間の体験に意図的に意識を向け、評価をせずに、とらわれのない状態で、ただ観ること」

ところで、マインドフルネスの瞑想には、**「一つの感覚に注意を集中させる瞑想」**の他に、**「注意の範囲を自在に広げて、あるがままに観察する瞑想」**もあります。

脳科学的にいえば、前者は、これまで解説してきた「一点に意識を集中させる」瞑想です。頭のモヤモヤを「止める」瞑想であり、集中瞑想（フォーカスト・アテンション）とも呼ばれます。後者は、「注意を自分の周囲へとひろげていく」瞑想です。これは「観察する」瞑想（オープン・モニタリング）ともいわれます。

もとは仏教瞑想の世界でこの2つが区別されてきた背景を有しています。ブッダが実践した瞑想修行を、そのままの形で伝承してきたとされる上座部仏教（タイやミャンマー、ラオス、スリランカなど南方系の伝統仏教）の世界では、前者をサマタ瞑想、後者をヴィパッサナー瞑想と呼んでいます。

2つは別物といいながら、しかし連続性があります。意識を集中させる瞑想を生活のなかで習慣的に実践してゆけば、脳はフォーカスト・アテンションからオープン・モニタリングへと切り替わり、自然と意識が外の世界に向かうようになるからです。

呼吸瞑想をしていてもそうです。

「今、この瞬間」の呼吸に意識を向けると、心が静かになります。そのまま続けていると、「足の裏がかゆいな」とか「外を車が走っているな」とか「あのメール、早く返信しないとな」などと、さまざまな雑念が湧いてくるでしょう。これはサマタ瞑想中に雑念が生じた状態です。はじめのうちは、基本的にそうした雑念に対しては、「呼吸に注意を戻す」ことで対処するのがサマタ瞑想です。ところが、こうした瞑想を日常的に取り入れてゆくなかで、あるときふと**「今、呼吸を感じながらも、外の世界の色々な物事を同時に認識できているな」**という状態が惹起されることがあるのです。サマタ瞑想から、ヴィパッサナー瞑想に切り替わった瞬間と考えられます。ただしこうした変化は、ただサマタ瞑想だけを延々と続けるスタイルではなかなか得られないと考えます。例えば、人里離れた山中でひたすら瞑想を続ける仙人のように、外的環境との接点を断って自らの瞑想に没入するだけでは、どこまでもサマタ瞑想のままなのではないでしょうか。しかし、禅の修行はそうではありません。確かに坐禅をしているときにはサマタ瞑想の状態が想定されますが、禅の暮らしにおいてはすべての生活行為を修行として扱います。仲間たちと励まし合いながら日々暮らし、作務に打ち込んだり、市中に出て托鉢をしたりと、社会との関わりが少なからず生まれる。そうした暮らしの中で禅の実践を続けることによって、次第にヴィパッサナー瞑想の状態に切り替わることを助けているのではないかと、私は考察しています。

そしてヴィパッサナー瞑想を続けた先に待っているのは、「自慈心」に満ちた心のありかたです。

雑念というと「消さないといけないもの」というイメージがありますが、本来の瞑想は、雑念をそのまま受け入れ、「雑念が浮かんでいるな」と感じるだけでよしとします。呼吸も、普段通りの呼吸を「観察」するだけにし、コントロールしません。まさしく**「評価や価値判断をせずに、ただ観る」**のです。

言い換えれば、あらゆる執着、こだわりから解放されて、ありのままの自分を、ただ受け入れること。これが「ありのままの自分を受け入れる」「ありのままの自分を肯定し、慈しむ」心のありようを養います。

少し、話が長くなってしまいました。自慈心については、第6章でより詳しくご紹介したいと思います。

ここでは、自慈心こそ、あらゆる人間関係の基礎となるものだということだけ、覚えてくださったら嬉しく思います。

自慈心がないままに他人に関わると、どうしても他人と自分を比較してしまい、卑屈になったり、他人を攻撃したり、他人の評価を気にしたりします。でも**自慈心があれば、自分で自分を肯定でき、他人を思いやる心の余裕も生まれます。**

自慈心は、人を優しくするのです。

「ありのまま」の世界で、行動力は回復する

評価や価値判断をせずに、目の前のことを「あるがまま」に見ることができたら、

私たちの人生は、大きく変わります。

例えば、**「賢いあまり、動けない」**人の生き方は、どう変わるのでしょう。前述の通り、一般的に、頭がよい人ほどリスクを回避する傾向があります。

「やればいいのはわかっているけど、ミスをする可能性もある」

「以前も、同じような状況でうまくいかなかった」

などと、ネガティブな想念が湧いてきて、行動にブレーキがかかります。

多くの場合、こうしたケースでは「学習性無力感」が影響しています。人は、経験を通して「何度試してもうまくいかない」「頑張っても状況を改善できない」ことを繰り返し学習すると、頑張る意欲を失い、無気力になるのです。ネガティブな想念なしに物事を見ることができず、いつまでも過去に囚われたままです。


これに対し、**「マインドフルネスによって学習性無力感を改善できる」**と主張したのが、米国の心理学者マーティン・セリグマンでした。

「今、この瞬間」に集中することで過去に囚われていた心は自由になり、物事を「ありのまま」に見ることができる、というのです。

こんなたとえ話をしたら、わかりやすいでしょうか。

透明なコップに、泥水が注がれています。泥水越しに見る風景は、お世辞にもキレイとはいえません。しかし、泥はやがてグラスの底へ静かに沈んでいきます。水は透き通り、グラスの向こう側の景色が、あるがままに見えるようになります。ここでいう泥とは、過去の経験や、理屈、常識など、私たちの心を濁らせるあらゆるものだと考えてください。そして、**泥水を澄んだ水に変えるのが、瞑想**です。

瞑想が、なぜ物事を「ありのまま」に見ることに繋がるのか。その感覚をつかめる、面白い実験があります。足のつまさきに意識を向けながら、「咲いた、咲いた」で始まる童謡『チューリップ』の歌詞を読んでいきます。普通なら、歌詞を読めば、チューリップの花が咲き誇っている映像や、『チューリップ』のメロディが頭に浮かぶことでしょう。ところが、つまさきに注意を向けていると「チューリップ」という文字が目に映るだけ。「つま先に注意を向ける」ことで注意容量が消費され、チューリップの映像もメロディも、頭には浮かんでこないのです。

これが、「ありのまま」に物事を見る、ということです。瞑想によって**注意容量を消費することでネガティブな想念は薄れ、行動力も回復**します。

さらに、「ありのまま」を眺められるようになった目を、自分の心のなかに向けると、幼い頃からの夢や目標、「どうせ無理だ」と思って諦めていた生き方などが、姿を現すことがよくあります。それは、最初からそこにあったもの。ただ、濁った水のせいで、見えなくなっていただけなのです。

智恵をつけた人間が「莫迦」に戻るために

マインドフルネスにより「ありのまま」の心を取り戻すと、気持ちは広々とし、感覚が鋭敏になって、私たちを取り囲む世界まで美しく見えてきます。それはまるで、自分の五感が洗われたような、清々しい心持ち。マインドフルネスでは、この状態を**「アウェアネスが育まれた状態」**と表現します。

なにより、行動力が変わります。マインドフルネス瞑想を実践している人の多くは、「一見ばかばかしいようなことでも楽しめるようになった」自分を発見します。なぜ、こんなことが起こるのか。それは、子供から大人になる過程で身につけてきた「こんなくだらないこと、やっていられない」「どうせ、つまらないよ」といった**ネガティ**

ブな思い込みが雲散霧消し、目の前のことを純粋に楽しめるようになるからです。

私は禅の修行でそのことを「莫迦《バカ》になれ！」という言い回しで先輩方から教えていただきました。はじめのうちは「何を言っているんだろうこの人？」といぶかしくも思いました。しかし先輩方は決して人をからかっていたのではなく、本質を鋭く捉えた言葉であったと、後年になって私は理解したのです。人は誰しも、よい人生にしようと思って学び、考え、知識を身につけているはず。それなのに、賢くなるほど動けなくなっては、本末転倒です。

しかし、そこにこそ瞑想の価値があるのだと思います。瞑想とは、智恵を身につけた人間が、それでも「ありのまま」の心で生きるための技術として生み出されたもの。はじめから本能のままに生きている動物たちは、瞑想など必要としていません。**瞑想は、一度智恵をつけた人間が「莫迦に戻る」ための実践法**といってもいいでしょう。

ただ、莫迦になろうと頑張りすぎるのも、頭がよい人が陥りやすい罠です。その気負いは、「今、この瞬間」に集中することを難しくします。瞑想はむしろ、頑張らない人、ずぼらな人であるほど、うまくいくのです。

そこで最初は、「童心に返る」ことを目指してはどうでしょう。

あなたも、子供の頃はマインドフルに生きていたはずです。**未来も過去もなく、ただ現在に没頭していた日々**を、思い出してください。自分自身の好奇心に突き動かされるまま、高いところによじのぼったり、地面に落ちているものを口に入れたりしながら、多くのことを学んでいたのではないでしょうか。

そんな子供も、いつかは大人になる日がやってきます。

年齢を重ねるごとに、体験のみずみずしさが薄れていくのは、仕方がないこと。でも、マインドフルネスが効果を発揮するのも、そんなときです。子供のような、曇りのない眼でもう一度、物事をあるがままに見つめましょう。「こんなのつまらない、意味がない」といった先入観を持たず、ただただ、現在に没頭し、楽しむのです。そうして一度行動を起こせば、必ず発見があります。

「なんだ、世の中には面白いこと、いっぱいあるじゃないか」と。

心理学的な研究でも、**「子供性」が高い大人ほど幸福度が高い**ことがわかっています。子を持つ親を見ると、それがわかるでしょう。子供と同じノリ、同じ目線で遊べる親は、子供に負けないぐらい楽しんでいます。それができない親は、「なんで子供の遊びに付き合わないといけないんだ」とうんざりするばかり。自分の時間が搾取されているような気がして、さっぱり楽しめないのです。

ここからは、数々の「ずぼら瞑想」をご紹介します。

禅のお坊さんが修行として実践する瞑想には、伝統的に守るべき数々の決まりがあります。でも、現代に生きる私たちが、日常のなかで瞑想を実践する際には、そうした決まりを厳しく遵守することよりも、**「いかに気軽にやってみるか」が肝要**だと私は思います。誰でも簡単に、短時間で、脳を休めることができる。それが、ずぼら瞑想です。

1分で整う「手のひらサウナ」

「身も心も整う」とサウナが人気です。サウナで身体を温めてから、水風呂で冷やすと、モヤモヤしていた脳がスッキリ。実にマインドフルです。
サウナに出かける時間すらない、という人には、こんなワークをおすすめします。

❶氷を一つ、手のひらに乗せ、ぎゅっと握ります。
❷あまりの冷たさに手が痛くなってきますが、できるだけ頑張ります。
❸「もう限界」というところで氷を離し、濡れた手をふいてから、胸に手をあててください。
❹胸は冷たいのですが、手はぽかぽかと温かくなっていきます。
手の温かさと、胸の冷たさに、意識を向けましょう。

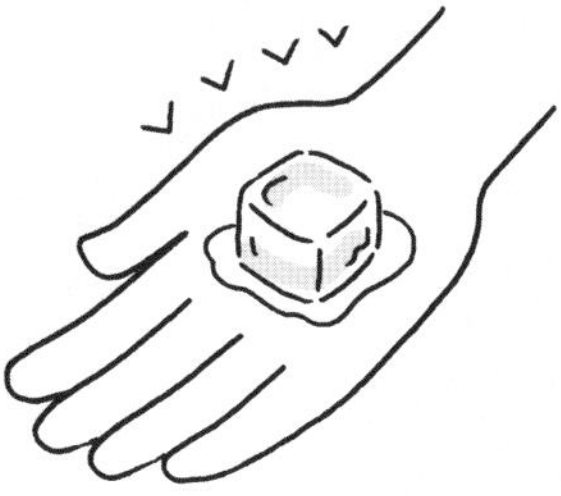

原理としてはサウナ→水風呂とまったく同じです。極端な熱さ、冷たさに意識を向けることで注意容量を消費し、頭のモヤモヤを止めることができます。名付けて、「手のひらサウナ」です。もちろん、時間と気持ちに余裕がある方は、ホンモノのサ

ウナへどうぞ。

スマホを置いて「10分散歩」

スマホは、マインドフルネスの「天敵」といってもいいかもしれません。暇さえあればスマホをいじり、食事も会話もスマホを見ながら。さらにはSNSをチェックしたり、ゲームをしたりと、脳が休まる暇がありません。

かといって、これだけ便利なスマホを手放せるかというと、今は和尚さんだって難しいと思います。スマホを置いて出かけようものなら、「大事な連絡が入っているかもしれない」と心は乱れることでしょう。

それでも、できればスマホとは少し距離を置きたいところです。SNSやニュースの通知はオフにする、「メッセージは2時間に1回まとめて全部見る」などと自分ルールを定めましょう。

私がおすすめしたいのは、**10分でいいので、スマホを持たずに散歩に出かけること**です。歩行瞑想とは違い、歩くことが目的ではありません。スマホに触ろうにも触れない時間をつくるために、歩くのです。私（川野）は毎晩、お寺で飼っている柴犬の「太郎」を散歩させながら、この時間をつくっています。

しばらく歩くと、不思議なことが起こります。スマホに向けて消費していた注意容量が温存されるため、それまで見落としていたものが目に飛び込んでくるようになるのです。例えば、季節の草花や、街かどにできた新しい飲食店。「あれ、こんなところにこんなものが」。この感覚が、マインドフルネスで気づきのレベルがアップしているサインです。

全力で一口「牛丼瞑想」

例えば、牛丼を食べるとき。紅生姜や七味とともにガツガツいきたいところかもしれませんが、そこをこらえてほしいのです。一口

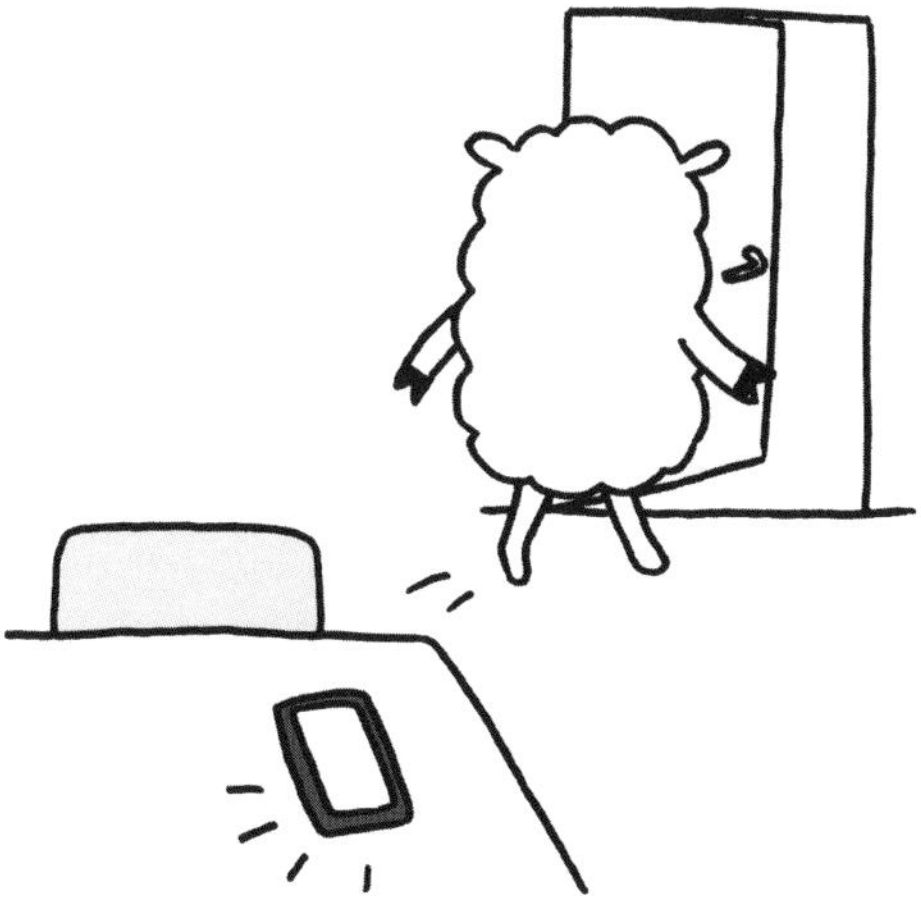

目は、あえて「玉ねぎ」です。

最低10秒間は、玉ねぎだけをかみしめてみましょう。普段は牛肉やご飯の陰にかくれている玉ねぎが、こんなに美味しいものだったのかと驚くはずです。すぐに飲み込んではもったいない。おつゆが染みた玉ねぎのあまさ、とろりとした柔らかさを堪能しましょう。二口目からは、いつも通りお肉とご飯を食べてOKです。

どんなに**美味しい食事も「今、この瞬間」に意識が向いていなければ、美味しさは半減します**。スマホをいじりながらの「ながら食い」では味などわかりません。逆に、一口を大事に大事に味わえば、玉ねぎだってごちそうに変わるのです。また「今、この瞬間」の美味しさに注意容量を使い切ることで、あれこれ思い悩む脳の動きにもストップをかけられます。


忙しさのあまり、食事をゆっくり味わう余裕がない人もいると思います。でも、食べはじめの一口ぐらいは、ゆっくり、しかし全力で味わってはどうでしょうか。

もちろんラーメンでも、カレーでも構いませんし、一口といわず、すべて平らげるまで続けられたら最高です。私は日頃から毎食、合掌してお経を唱え、「私はこれから一生懸命食べます」という誓いを心の中に立ててからいただくようにしています。

なお、マインドフルネスの講習会などでは、「チョコレートレーズン・エクササイズ」という本格的な「食べる瞑想」を体験いただくこともあります。参考までに、こちらもご紹介しておきます。

❶チョコレートレーズンを一粒つまみ、色、形、つやなどをよく観察します。まるでチョコレートレーズンを生まれて初めて見たかのような気持ちで向き合ってみます。

❷食べたらどんな味がするかイメージします。口のなかには、自然と唾液があふれてくるはずです。

❸ようやく、チョコレートレーズンを口に入れますが、すぐには咀嚼《そしゃく》しません。しばらく舌の上で転がし、口中でチョコレートを溶かしながらレーズンが出てくるのを感じます。そしてチョコレートが無くなったら、ゆっくりと噛み始めます。

④じっくりと、何度も嚙んでから飲み下します。レーズンが喉を通り、胃に落ちてゆく様子も感じてみましょう。

一口に全力をかけるとは、こういうことです。「チョコレートレーズンとは、こんな味のするものだったのか」と、チョコレートレーズンの美味しさを再発見できることでしょう。

身体と大地を繋ぐ　グラウンディング瞑想

グラウンディングは、「ボディスキャン」の簡易版です。

おさらいすると、ボディスキャンは仰向けに寝た状態で、頭から首、肩、背中、腰、お腹、と全身の感覚をくまなく観察する瞑想でした。これに対しグラウンディング瞑想は、地面と接している身体の一ヶ所にだけ注意を向けます。

例えば、イスと接しているお尻の感覚です。座面の硬さ、やわらかさ、お尻にかかる身体の重さなどを、感じましょう。

足の裏が地面を踏みしめている感覚に注意を向けるのもいいでしょう。これはぜひ、靴を脱いで素足で行ってください。地面に素足をつけると、**憂鬱が晴れる、慢性疼痛《とうつう》がおさまる、循環器系の病気が軽くなる**といった報告もあります。

実際に病気が治るかどうかはともかく、素足が地面を踏むその感覚はとても新鮮です。10秒から20秒間、地面の凸凹が足裏を刺激するのを感じましょう。毎日靴を履いて歩いていると少なからず足裏は鈍感になっているもの。しかし、裸足でチクチク、ゴツゴツした地面に触れていると、足裏の鋭敏な感覚が戻ってきます。

痛いですか、気持ちがいいですか。

親指と小指とで、体重のかかりかたは、違いますか。

砂利が多いところと、土が多いところ、足裏の感触は、どう変わりますか。

「今、この瞬間」を感じるのに、足の裏はもってこいです。

単調な繰り返しの動きを観察
ルンバ瞑想

これは知人が話してくれたことを瞑想に応用したものです。「川野さん、ぼく失恋したんです」というのでひとしきり話をうかがうと、

「その日は、部屋を掃除してくれるルンバを日がな一日、見て過ごしました」

それで少しだけ、気分が楽になったというのです。これはとてもいい「ずぼら瞑想」だと思いました。部屋につもったホコリだけでなく、自分の心に澱んでいる悲しみまで吸い込んできれいにしてくれる。そんな見立てができるのではないかと感じたのです。

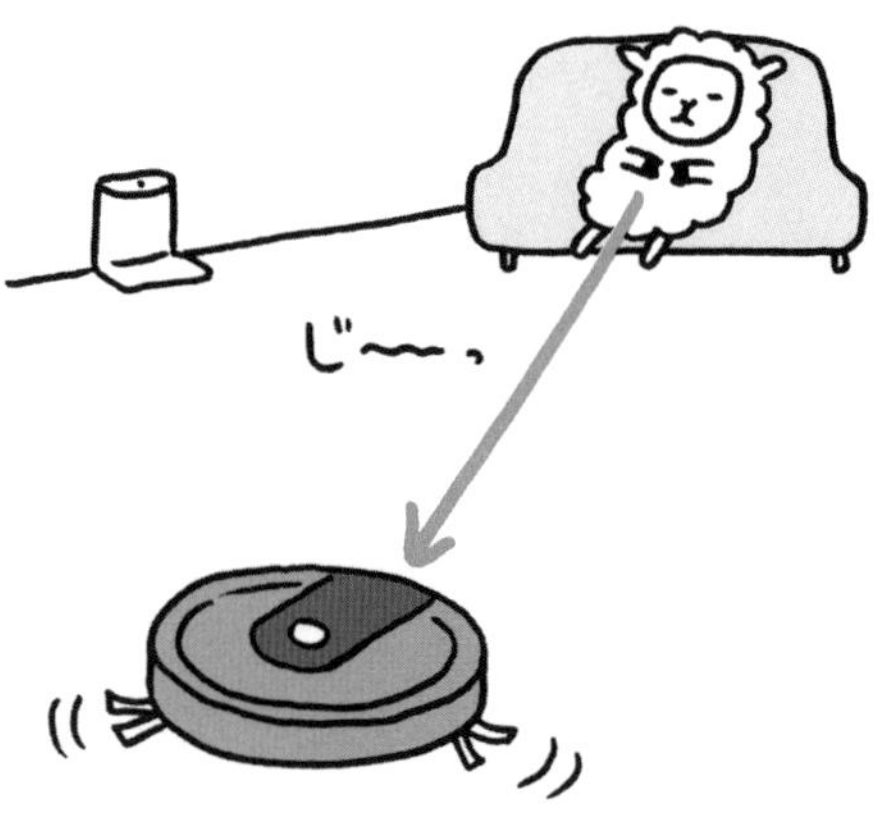

また、ルンバに限らず、こうした生活家電の多くは**「同じ動きを、単調に繰り返す」**のが共通点です。その様子を眺めるうちに瞑想状態に入る、というのは十分にありう

る話です。

実際「うちの子は、何か悩みがあると、扇風機の羽根や天井のファンが回っている様子を何十分も眺めているんです」という話も、何人かのお母さんから聞いたことがあります。**心のモヤモヤを「止める」瞑想として、身近で働く機械が役立つ**かもしれません。

Suica瞑想

ＳｕｉｃａやＰＡＳＭＯなど交通系ＩＣカードを、駅の自動改札機にタッチするときのことです。通勤・通学のために急ぐあまり、「パチーン！」と乱暴に叩きつけてはいませんか。普段は、そんな些細な振る舞いをかえりみる機会もないかもしれません。

だからこそ、これは瞑想のチャンス。**「いつも何気なくしていること」に「あえて意識を向ける」**のが瞑想の基本だからです。

これからは、壊れものを扱うように、優しくタッチしてください。たとえ一瞬でも、そのときに伝わる指先や手のひらの感触に集中できれば、心は穏やかになるでしょう。

ものを丁寧に扱うのは、仏教の基本です。ものを粗雑に扱う人は、自分自身のことも粗雑に扱う人に他なりません。これでは、マインドフルネスから離れるばかり。ものに触れる、ものを持つ、ものを渡す、ものを受け取る等、一つひとつの所作を丁寧にすることで、マインドフルな状態に近づいていきます。

なかでも**人間の手のひらには非常に多くの感覚神経が存在し、繊細な知覚を持っています**。これを瞑想に応用する手法も、伝統的な仏教の世界では知られています。例えば、プラユキ・ナラテボー師というタイで出家された日本人僧侶は「チャルーン・サティ」という気づきを高める瞑想を、手をリズミカルに動かす「手動瞑想」という手法で広く紹介されています。腕を上げたり下げたり、手のひらを太ももの上に置いたり、お腹に持っていったりしながら、「今、この瞬間」の感覚を手の動きや、手のひらで感じる瞑想です。

そう考えますと、「Ｓｕｉｃａ瞑想」もチャルーン・サティの一つのアレンジといえるかもしれません。他にも、もふもふとした猫の毛、チクチクのたわし、ザラザラした紙の質感（本によっても紙質は異なります）などを丁寧に触れて感じることも、手のひらの感触に意識を向けるチャンスです。

ナイフとフォークでバナナを食べる

先ほど「普段何気なくしている所作を、心を込めて丁寧に行うことで、マインドフルな状態に近づいていく」とお話をしました。では、「心を込めて丁寧に」とは、具体的にどういうことでしょう。

さまざまな考え方がありますが、**一番簡単なのは「ゆっくり時間をかける」ということ**だと思います。

例えば、亀になったつもりで、一つずつの動きを極端に遅くしてみるのです。指先にまで意識が行き渡り、「今、この瞬間」に身体がどのように動いているのか、感じることができます。

あるいは、いつもはお箸で食べているものを、あえてナイフとフォークをつかう、というのはいかがでしょう。

例えば、バナナといったら普段はまるかじりです。心を込める間もなく、一瞬で食べ終わってしまうことでしょう。しかし、ナイフとフォークを渡されたら、そうはいきません。

「どうやって皮を剝いたらいい？」

「フォークで口まで持っていきやすいサイズは？」

などと考えながら食べていると、**誰もが丁寧に、スローにならざるをえない**、というわけです。実は、かつて私が通った小学校では、バナナはかぶりつかずに、ナイフとフォークで食べる決まりがありました。今思えば、マインドフルな食事法を知らないうちに実践していたのかもしれません。

「声」から離れて「音」を聴く

例えば、電車の到着を待つ駅のホームで、あるいはバス停で、少しの待ち時間のあいだに試していただきたいワークです。

ざわざわと聞こえてくる街の喧騒のなかから、特定の音を一つ選び、耳をそばだてましょう。例えば、歩いている人の「ざっざっざ」という靴音。「ちゅんちゅん」と小鳥の鳴く声。雨が「ぽつぽつ」ふる音でも結構です。

これもまた、マインドフルネスの基本である**「『今、この瞬間』に注意を向ける」**の練習です。

同時に、忙しい合間に訪れた、わずかな休息の時間でもあります。ここでスマホを取り出してしまっては、もったいない。あれこれと思い悩む脳や心を休ませる時間としましょう。私のクリニックでは、特に公共交通機関の利用時に体調が悪くなりがちな不安障害の患者さんに、心を整える手法としておすすめしています。

一つだけ、ポイントがあります。それは**人の声を聞こうとしない**こと。どうしても、そこで

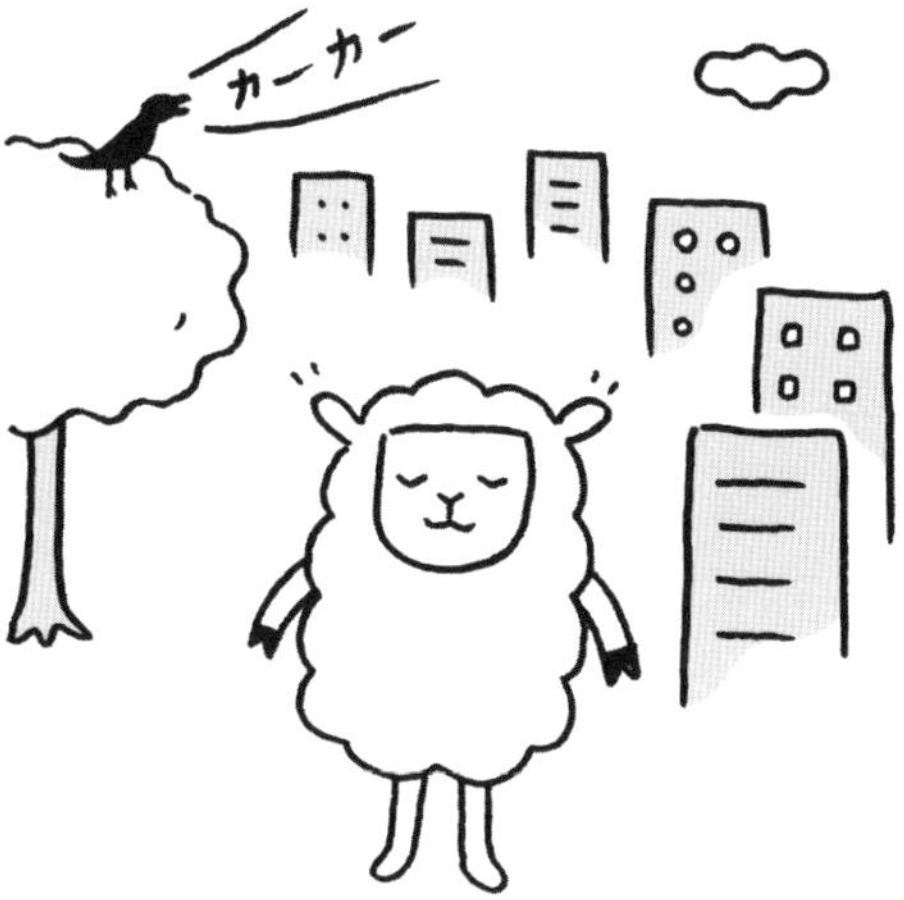

語られている言葉を解釈しようと脳が頑張ってしまい。「今、この瞬間」に集中できません。

禅の教えの一つに「不立文字《ふりゅうもんじ》」があります。「禅の悟りとは、文字や言葉によることなく、修行の中で心から心へ伝えるもの」という意味です。このワークも、言葉から離れるためのもの。言葉を含んだ「声」ではなく、純粋な「音」に耳を澄ませましょう。

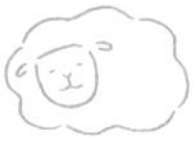

なんでも「半分」に減らす

思い切って、モノも食事も買い物も情報も仕事も、今の半分に減らしてみると、驚くほど頭がスッキリします。

「PCのデスクトップや机の上にある書類を、半分片付ける」

「いつも300グラム平らげていた焼肉を150グラムに減らして、その分よく味わって食べる」

「週8時間あった残業時間を、4時間に減らす」
「スマホの使用時間を毎日4時間から2時間にする」

こんな調子です。

現代人は、**なんでも「やりすぎ」**です。働きすぎて体調を崩すのも、食べすぎて太るのも、必要もないのに買い物をするのも、一日中スマホに触っているのも、全部「やりすぎ」です。

脳科学的にいうなら、注意容量の浪費が止まらず、脳が疲れ切っている状態にあたります。たとえるなら、ガソリン切れのエンジンのようなもの。これでは、モメンタムを発動させるどころではありません。

モメンタムを発動させる＝やる気に火をつけるには、やりすぎを解消するほうが先決。かといって、「やりすぎ」が常態化しているのが私たち現代人ですから、ちょっと減らそう、気をつけようという程度の心がけでは、効果は望めないでしょう。そこで大胆に「半分、減らす」と決めてしまうのです。

「半分」がいいのは、随分ざっくりのようでいて、クリアな目標である点です。「どのぐらい減らすといいかな」とあれこれ頭を悩ませることもなく、楽に行動に移すことができると思います。

私（川野）の著書『半分、減らす。』（三笠書房）では、日常生活のなかで実践しやすい減らし方を紹介しています。よろしければ、同書も併せて参考にしていただければ幸いです。

「マイクロバースト」でさらに集中力アップ

例えば、大切な試験の前など**「瞬間的に頭のモヤモヤを止めて、心を整えなければいけない」**場面。いつでもどこでも実践できる呼吸瞑想などが頼りになるのですが、緊張しすぎると、呼吸に意識を向けるのが難しいかもしれません。

そんなときのお守りがわりに、よりシンプルな呼吸法を、覚えておきましょう。

目を閉じて、鼻から5秒かけて息を吸い、5秒止め、10秒かけて口から吐く。わずか20秒で心を整えるワークです。

息を止めると、交感神経が活動し、血圧や心拍数があがります。この状態では、身体は緊張に傾いています。そして息を吐くと、今度は逆に、副交感神経が刺激され、身体はリラックスに傾きます。リラックス効果を得るためには、副交感神経のほうをより活性化させたいので、吐く息は吸う息の倍の時間をかけるのがおすすめです。

脳科学的に解釈すると、これは**「交感神経を高めてから副交感神経を高める」ワーク**です。緊張↓リラックスという落差が自律神経にうまく作用し、瞬間的に深くリラックスできるのです。これを**「マイクロバースト」**といいます。サウナ↓水風呂で心が整う現象とも似ていますね。瞑想をするときも、一度軽く身体を動かして刺激を入れてから行うと、ぐっと瞑想が深くなります。

「心のカメラ」で記録する

美しい景色やアートを前にしたら、何をおいても、目に見えているものに没頭することです。

例えば、日本庭園を訪れたとき。日本庭園は、池を中心に庭石や植栽などで構成されていますが、作者がどんな意図でそれらを配置したのか考えながら歩くのも面白いものです。耳を澄ますと、水琴窟の音や小川のせせらぎも幽《かす》かに聞こえてくるかもしれません。

それらはいずれも、スマホ画面からは見えないもの、聞こえないものです。アウェアネスが高まり、**瑞々《みずみず》しい感性を取り戻せる**瞬間です。

私たちはつい、景色を眺めるより、スマホで撮影するほうを優先してしまいそうになります。見るべきものが今そこにあるのに、インスタ映えするかどうかやSNSで「いいね」をもらうことのほうに注意が向かってしまう。これではマインドフルとはいえません。

写真を撮影するのは、もちろん構わないのです。でも、一通り撮影した後は、その景色を全身全霊で味わい、「心のカメラ」に残していただきたいと思います。

私は美術館でも同じことをします。まずは解説文を読まず、作品に没頭するのです。例えば、絵に描かれた風景のなかに自分が入り込んだら、何を考え、どんな気持ちになるかを想像してみたり。「解説にはこう書いてあった」などといった先入観を抜きにして、ありのままの作品のよさを味わうための一工夫です。

思考・感情・身体の3方向から観察する　三段階分析法

本書で紹介するマインドフルネスのワークは、「普段から習慣にしてほしい」ものと、「大変だな、疲れたなというときに実践してほしい」ものと2種類あるのですが、このワークは後者です。

例えば、**「電話で打ち合わせをしないといけないが、気が進まない」**という場面があったとします。このとき、思考、感情、身体の3つの側面から、自分の心を観察します。

❶思考の観察。自分のなかでストレスになっている考えを文章化する。「前回電話したときに言われた否定的な言葉が頭から離れない」など。

❷感情の観察。今の感情を一言で表現する。「怖い」「不安」など。

❸身体感覚の観察。頭のてっぺんから足の先までスキャンするように注意を向ける。「息苦しい」「手のひらに汗をかいている」「心臓がドキドキしている」など。

❹最後に、それらの感情や感覚をすべて吐き出してリセットするイメージで、ゆっくり息を吐き出します。

このように、思考と感情と身体という3つのレベルで、自分自身に起きているネガティブな反応を観察するのです（順番は変えてもOKです）。こうして自分を客観視できると、行動を阻害しているネガティブな心の反応が軽くなっていきます。もちろん、きれいさっぱり消えるというわけではないでしょう。でも、「今、自分はこんなふうに感じてるな、考えているな」と気づくだけでも、ネガティブな反応は確実に和らぐはず。「まあ、電話するしかないか」と思えるぐらいには、気持ちが楽になると思います。

3章のまとめ

○私たちの脳が処理しなければならない情報量は、それ以前に比べて、数十倍規模に増えている

○疲れたままの脳では、モメンタムの効果も半減。マインドフルネスはいわば、「行動し続けられる人になる」ための第1歩

○「単純な動作の繰り返し」は、瞑想の効果大

○瞑想によって「今、この瞬間」に意識を向け、注意容量を使い切れば、何も考えずに動けるようになる

○マインドフルネスレベルを向上させると、先延ばしグセ傾向が減少する

○マインドフルネスによって「学習性無力感」を改善できる

○「童心に返る」と、世の中の面白いことを再発見できる

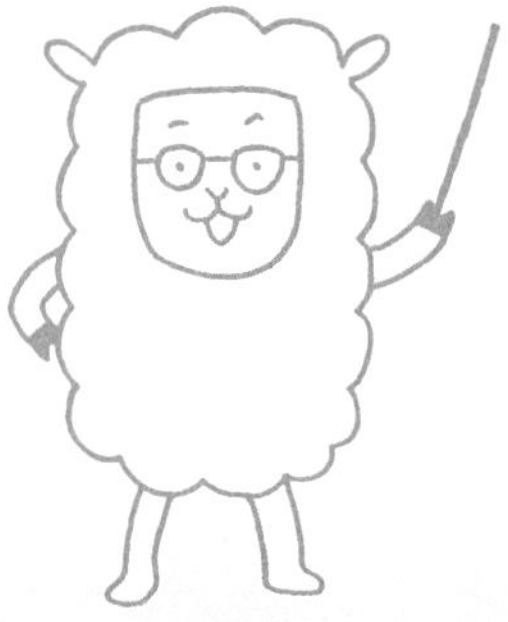

4章

行動する人になるためのステップ2
心を鼓舞する

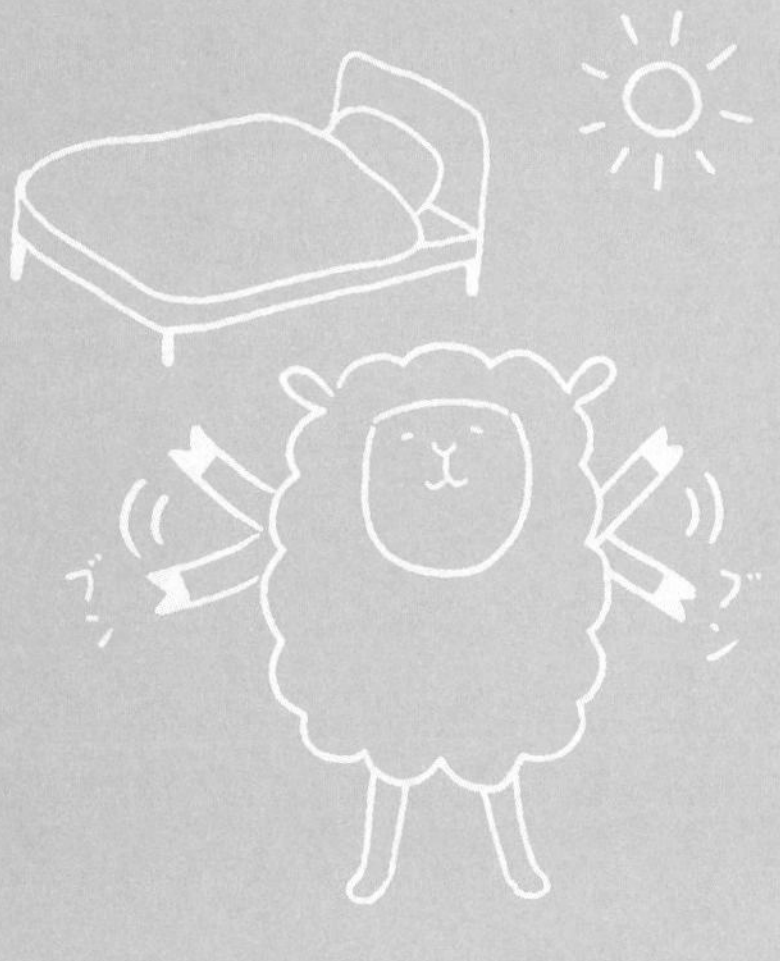

一瞬で心を鼓舞する「着火モメンタム」のワーク

前章までのワークによって、心のモヤモヤが止まり、頭がスッキリとしたはずです。これでモメンタムを発動させる準備が整いました。

本章では、2つあるモメンタムのうち、**「着火モメンタム」**を取り上げます。

もう一度、おさらいしておきましょう。モメンタムは行動をトリガーにしてやる気を起こすもの。その効果は強烈ですが、しかし瞬間的です。こちらを「着火モメンタム」と呼びます。

一方で、せっかく「立ち上がって」も「歩き出す」ためには、勢いを持続させる必要があります。そのためのアプローチを「燃焼モメンタム」とします。燃焼モメンタムについては時々関連してご紹介していきますが、詳しくは改めて5章で触れることにします。

着火モメンタムは人の五感的な「感覚」に刺激を与えて気持ちを前向きに高める勢いづけです。感覚のことを「一次感情」と呼ぶときもあります。**動物本来の本能を呼**

び覚ますモメンタムが着火モメンタムです。

134ページから、瞬間的に心を鼓舞する着火モメンタムのワークを紹介しています。

「優位感覚」ごとに向いているワークが変わる

ワークのなかには、人によって、効くもの、効かないものがあるかもしれません。

例えば、人によって心が反応しやすい感覚が違う、という話をご存知でしょうか。これを**「優位感覚」**といいます。私たちは皆、五感を通じて情報を得ていますが、どの感覚に反応しやすいかで、効果的なモメンタムのワークも変わるのです。

そして、五感がもたらす感覚刺激は、人間の感情を呼び起こすものでもあります。色や形、大きさといった視覚的な刺激や、音楽のリズムやビートによる聴覚的な刺激などがよい例です。食事で満たされる味覚や、運動から得られる体感的な刺激もあります。これらもまた、私たちの心を、行動へと駆り立てるのです。

付け加えると、これら感覚的な刺激は、1つよりも2つ、2つよりも3つと、複数が重なることで心を鼓舞する力も強くなります。例えば演劇や映画は、視覚刺激と聴覚刺激の組み合わせにより、人間を興奮させてくれます。料理などは、視覚、味覚、嗅覚、時には聴覚までも刺激します。

さて、優位感覚は、**視覚優位**、**聴覚優位**、**身体感覚優位**の3つに大別されます。

例えば、他人と接する態度一つとっても、視覚優位な人は相手の外見や所作に、聴覚優位な人は相手の話の内容に意識が向きやすい、といった違いがあります。

本書内で紹介しているさまざまなワークも、音を聴くもの、身体を動かすもの、手で触れるもの、景色を眺めるものなど、五感のいずれかを重視していることにお気づきでしょう。あなたにとって効果的なワークが他の誰かには効かないこともありますし、その逆もありうるのです。

一緒に山登りしていても、頂上からの見晴らしに感動する人もいれば、街なかでは見かけない鳥の鳴き声に意識が向かう人、山間を吹き抜ける冷たい風や、デスクワークで鈍った身体を動かすこと自体が心地よいという人もいます。このように、**人にはそれぞれ、自分に合った感覚刺激がある**のです。

効果を感じられないワークがあったとしてもガッカリせず、次のワークに移りましょう。そのなかで、1つでも、2つでも、自分に合うものが見つけられたら、それで十分です。

「赤いネクタイ」でアガるのは視覚優位の人

例えば、鮮やかな原色系の色は、人を行動に駆り立てる作用があります。それが視覚優位の人なら、なおさらです。

「今日は気合を入れよう」という日は、普段はしない赤いネクタイを締める、黄色いシャツを着るなど、目から入る刺激を強調しましょう。

また、**刺激の強さという点では、見慣れたものより真新しいものが上回ります。**

例えば、何度も目にした近所の風景よりも、滅多に見ることができない絶景のほうが、あるいは

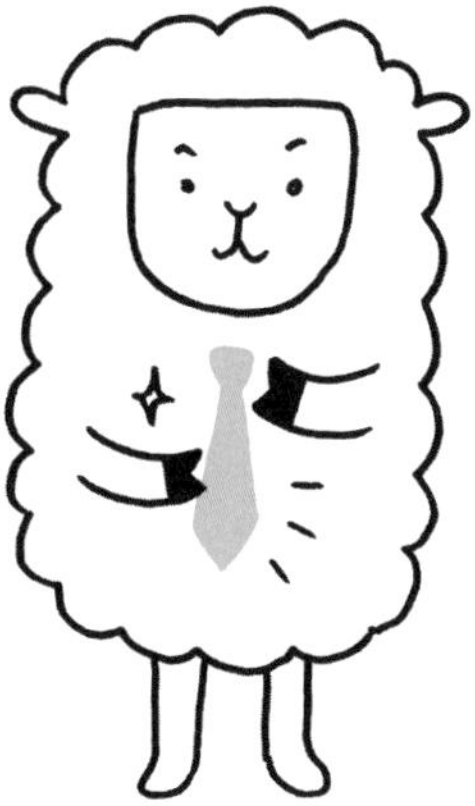

見た瞬間に強いインパクトを感じる印象派の絵画や、現代美術のほうが効果があるという理屈です。

聴覚優位の人は「リズム」が特効薬

音楽は、モメンタムを高めるための特効薬です。

ラグビーW杯などで、ニュージーランドのチームが試合前に「ハカ」をしているのを、観たことはありませんか。ハカとは、マオリ族伝統の踊りのこと。試合前に手を叩き、足を踏み鳴らして自分の力を相手に誇示するのが狙いですが、同時に、自分を奮い立たせています。

アスリートでなくても、ある種の音楽を聴くと、自然と身体が動いてしまう感覚はおわかりでしょう。この効果を、もっと意識的に日常に取り入れてください。ジャズの4ビート、ハードロックの8ビートなど重低音が強調された音楽、カホンやコンガ、ガムラン、和太鼓といった打楽器中心の音楽にはとくに即効性があります。

なお、民族音楽の演奏者が「かなり派手な」民族衣装を着ているのは、**聴覚と視**

覚、2つの刺激の相乗効果を狙ったものだといえます。

加えていうなら、「笑い」もドーパミンの分泌を促します。笑えるならどんな方法でも構いませんが、大切なのは、モメンタムを高めたいと思ったときにいつでも笑えるよう備えておくことです。例えば「霜降り明星がM－1で優勝したときのネタは、何度観ても笑える」というなら、その動画をスマホなどで観られるようにしておきましょう。

「痛み」「熱さ」で気合が入ることも

大相撲を観ていると、取組前の力士が、頬やお腹をバシバシ叩いているのに気がつきます。「痛み」でドーパミンの分泌を促しているのです。

「熱さ」もポイントです。朝の目覚めに飲みたいのは、アイスコーヒーではなくホットコーヒーではありませんか？　食事も「今日は気合を入れよう」と思うときは、熱いもの、辛いもの、酸っぱいものがよいでしょう。「大事な仕事の前には、小さい頃母がよく作ってくれた〇〇を食べる」など、定番の食事をする人もいます。

痛みも、熱さも、触覚からくる刺激です。身体感覚優位の人は、こうした刺激がモメンタムの発動に強く作用するでしょう。特に触覚からくる刺激は、交感神経をダイレクトに刺激し、人を興奮させやすいことが知られています。

着火モメンタムとして「音楽を聴く」、特に「好きなアーティストやお気に入りの曲」を聴くことは感覚優位性を超えて、非常に有効な手段です。キャッチーなメロディやサビは着火モメンタムを燃焼させるのに非常に力強い働きをします。ところで、このリズムやメロディといった感覚に刺激を与えて着火モメンタムを発火させながらも、同時にその熱量を「歌詞」、特に「前向きな歌詞」としてアウトプットすることにより、燃焼モメンタムをも発動させることができます。最近ではメロディよりも歌詞のほうを強調した音楽として「ラップ」がありますが、日本の音楽シーンにおいては約30年間にわたり、ラップが人気ジャンルの一角をなしているのも、時代がモメンタムの世界観を求めている証《あかし》なのかもしれません。

燃焼モメンタムに関わる持続性の鍵は「思い」という思考の世界です。では思いとは何でしょうか。それはズバリ**「アイデンティティ（主体意識）」**のことです。「我考える、故に我あり」といった観念で、一般には「自分らしさ」とか「自己存在感」と表されてもいます。

人間にとっての動機の源は「(自分としての)意味合い」の存在と顕示です。人はその意味を具現化しようと、意味に対して「目的」を描いて行動をしていきます。その意味がアイデンティティです。それが明確になり、社会から承認され、許容されることに人は動機付けられます。人は**自分を受け入れてくれ、正当化してくれる、そして認めてくれるところにエネルギーを感じ、それをものにしようと行動する**わけです。

ではそういった前提で「歌詞」を見ていってみましょう。人気のある歌やモメンタムとして好まれる歌の歌詞は、

①自分自身を思い出させてくれる歌詞、そういった問いかけをしてくれる歌詞が挙げられます。言い換えれば、「自分ごと」として聴くことができる歌詞です。なかでも自分が過去に乗り越えたことを思い浮かべさせてくれる歌詞は心を打ちます。

②自分は正しいとか自分の選択は間違っていないというふうに自分の考えや行いを応援してくれる歌詞もそうです。不安なときや落ち込んだときに自分を勇気づけてく

れる歌詞は心に染み入ります。

③また、あなたはそのままでも十分と自分を肯定してくれる歌詞。そして一歩を踏み出すための背中を押してくれる歌詞も同様です。

④共感を持ちながら、同時に自分を客観視できる世界観を提供してくれる歌詞もそうです。思わず笑ってしまうとか、その世界に没入できる、感情移入ができる歌詞は奮起を促します。

つまり、皆**「内容が自分を基軸にして語られていると思える歌詞」**といえます。確かに今の社会は、常に他人との対比で、「自分はどう思われるか」「自分はどう見られるか」というように、他人が基軸になった思いに心が支配されがちになっています。そのためにどうしても自分を見失いがちになります。そうなると、本来外に向けられるべき活力的なエネルギーが内向きに消費されがちになってしまいます。そういったなかで、気持ちは奮起しようにも思いがエネルギー切れになっている人があふれ返っているのが実際です。

燃焼モメンタムのエネルギー源となる「思い」を支えるのは、「自分らしさ」。それは「自分を軸にして生きるのが基本」という考え方です。そしてそれを取り戻し、さらに勢いづくように応援してくれるのが「歌詞」の力です。

そしてその歌詞と合致して感覚を刺激するビートやリズムといった燃料が着火モメンタムを守り立てていけば、2つのモメンタムが相まって出力最大になります。

もちろんその楽曲に合わせてダンスをする、つまり踊りによって身体を動かすと、脳はより強く活性化します。気分は掛け算的に大きく勢いづきます。

こういった効果は動画を見ることでも同様に作用します。むしろ動画のほうがビジュアルという大量で直接的な情報量があり、燃焼モメンタムを活性化するための刺激としては即効性があります。しかし音楽と違って**動画は与えられる情報量が多すぎるので、思考が受け身になりがち**であるが故に、自発的な想像力や創造力が活性化する妨げになる場合もあります。音楽と動画はTPO的な使い分けが大事です。

ところで、実は燃焼モメンタムすべてに共通するのは「自己暗示」が持つ力と同じ作用であるということが分かっています。また着火モメンタムには催眠の作用が隠れていることも少なくありません。そういう意味でモメンタムは催眠療法に近似するアプローチとも言えるでしょう。

「異世界」系、「(ダーク)ファンタジー」系のアニメ音楽を聴く

着火モメンタムとして、リズムの激しい音楽を聴くのは効果的です。音楽のリズムやビートに心拍が連動し、運動をした後のような、興奮を生み出します。

クラシックなどのなかにもそういった楽曲はありますが、よりダイレクトなのは、ダンス音楽や、フュージョン系のジャズ、ハードロックやヘヴィメタルなどのロック音楽です。90年代以降の日本ではユーロビートなどのダンス音楽が席巻し、小室哲哉さんの楽曲が大ヒットしたことが思い出されます。ジュリアナ東京に代表されるディスコが一大ブームになったのも、バブル後の沈滞ムードを打破するため、モメンタムを欲する心理が働いたのかもしれません。

最近では、多くの有名なアーティストがアニメの主題歌を手掛けるようになっています。その多くが「異世界もの」や「ダーク・ファンタジーもの」と称されるジャン

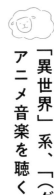

ルのアニメに集中しています。皆さんも『鬼滅の刃』の主題歌であるAimer（エメ）の『残響散歌』を紅白歌合戦でお聴きになったかもしれません。非常にビートが激しく、**歌詞も燃焼モメンタムとして最適な気持ちを高める内容**です。

音楽を聴くだけでもモメンタムは発動しますが、実際に口ずさんだり、ときにはカラオケで「がなる」のもいいでしょう、私（恩田）は『マジンガーZ』の主題歌を歌うと高揚する世代です。

幸い、スマホの普及で、音楽を持ち歩くのが簡単になりました。「これさえ聴けば、いつでもテンションがあがる」という音楽を携帯しましょう。

「熱いスープ」「辛いカレー」を食べる

「痛み」は誰によっても嫌なもの。しかし、程度が軽い痛みのなかには、気持ちを興奮させるものがあります。アスリートが、本番前に頬や背中を叩くのは、その効果を狙ったものです。元プロレスラーで参議院議員も務めたアントニオ猪木さんは、ファンの頬を平手打ちして気合を入れる「闘魂注入ビンタ」が代名詞でした。

痛みは皮膚感覚からもたらされるもの。同様に、味覚も、皮膚感覚から生まれます。そのため、一部の味覚も、モメンタムに作用します。

味覚といえば、甘い、苦い、辛い、酸っぱい、塩辛いの五味です。日本では「うまい」を加えて六味とする人もいます。

このうち**「辛い」は、神経学的に見ると「痛い」や「熱い（冷たい）」と同じ反応**であることがわかっています。そのため、熱い（冷たい）食べもの、辛い食べものには、気持ちを興奮させる作用があります。

モメンタムを高めようと思ったら、「熱々のお茶やスープ、ラーメン」や「激辛カレー」などを食べるのも、一つの案です。「冷たい水」や「炭酸系の飲みもの」も効果的です。

こうした現象は、味覚と繋がる器官である「嗅覚」にも見られます。アンモニアのような刺激臭や匂いが「気付け薬」として使われるのは辛さ同様に気を高める作用があるからです。

朝起きたら激しめに腕をふってみる

アメリカのビジネスエリートは起床してすぐ懸垂をするそうです。そうして一汗かき、シャワーを浴びてから出勤する。これなら、**モメンタムが高い状態で一日をスタート**できます。

二日酔いがしんどい、5分でも長く眠りたいなど事情は人それぞれかと思いますが、朝の運動はモメンタムを高めるのに効果的です。睡眠中は副交感神経に傾いていた自律神経のバランスが、交感神経に切り替わり、心身が活性化します。

普段「動けない」ことで悩んでいる人が、朝のトレーニングを続けるなんて現実的ではない。そう思われるかもしれません。しかし**朝は本来、**

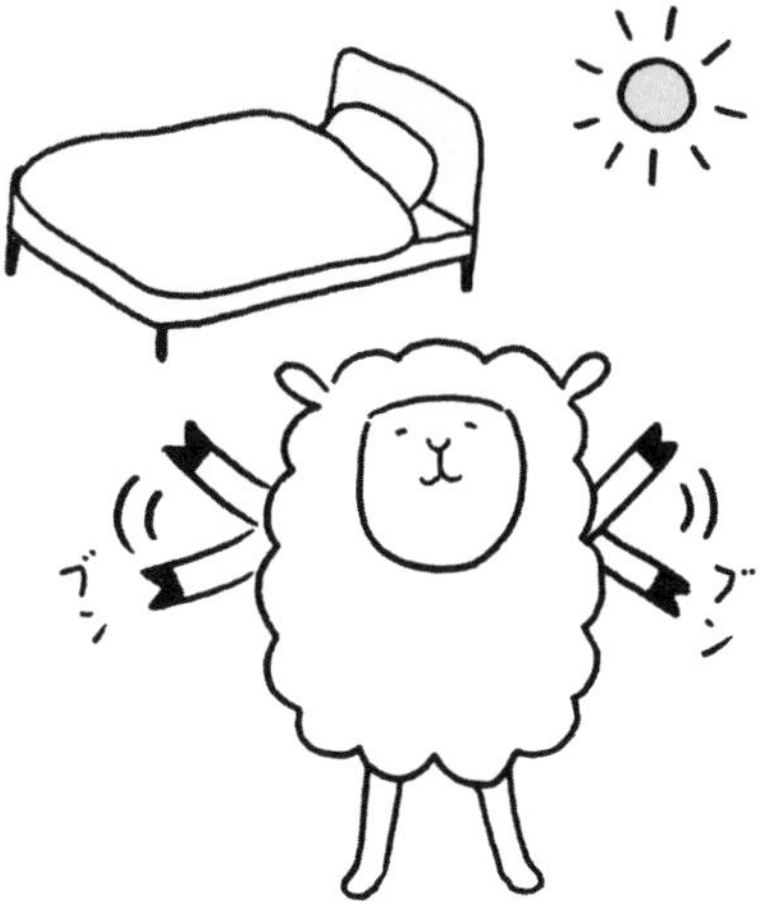

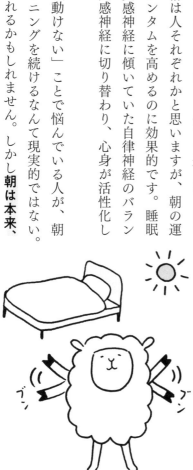

大量のドーパミンが分泌される時間帯。朝というだけで、実は集中力が向上しています。そのドーパミンを、仕事や運動に「転用」しないのは実にもったいない話。出勤前に勉強したり、仕事をしたりといった「朝活」に励むのも、理に適っています。モメンタムという観点からいえば、起床して数時間は「ゴールデンタイム」なのです。

軽い運動でも効果はあります。禅の修行では汗だくになって走りますが、一般の人がきついことをする必要はありません。散歩程度の運動で十分です。例えば、テンポ１００～１２０ぐらいの音楽を聴きながら歩いてみる。腕のふりと歩幅はいつもより大きく。オフィス内ではエレベーターを使わず、階段は一段とばしでのぼる。外に出るのが難しければ、部屋の中で大きく腕をふるだけでも構いません。これだけで、朝から気分が高揚してきます。

タイマーをセットして「10分掃除」

やる気が長続きしない人は、掃除だって後回しにしがちです。「どこから手をつけていいかわからない……」というぐらい、部屋が散らかっている人もいるかもしれません。

「今日は大掃除をするぞ！」と意気込んだところで、「一日で終わりそうもない……」と思うと腰は重くなり、「また今度でいいか」と先延ばし。こんなときは「机の上だけ」「布団から手が届くところだけ」などと、掃除する範囲を限定してしまいましょう。**とりあえず始めてしまえばドーパミンが分泌され、心に弾みがつきます**。

タイマーをセットするのも、効果的です。例えば、気が進まないトイレ掃除も「10分だけ」と決めて、しかし全力で身体を動かす。10分だけというプレッシャーが集中力を高めてくれますし、一度動けば、ドーパミンの働きで5分、10分と動き続けるのも苦ではなくなります。

「部屋をきれいに掃除する」ことが目的でなくても構いません。例えば「毎朝10分」などとルーティン化するのもいいでしょう。10分掃除でモメンタムを高めれば、「動ける」人として一日を始めることができます。

ドーパミンの分泌を促すといえば「ゲーム」に触れないわけにはいきません。「楽しい！」「やめられない！」といった、ゲームをしている最中の興奮状態は、ドーパミンによるもの。勝負に勝ったり、レベルが上がったり、レアなアイテムをゲットしたりするたびに達成感や多幸感が得られ、それがクセになるわけです。

つまり、**ゲーム直後は非常にモメンタムが高い状態**にある。その勢いを生かしたまま、仕事や家事など本来やるべきことに向かえたなら、「すぐ動ける」はず。とりわけ、シューティングゲームやロールプレイングゲーム、アドベンチャーゲームなどは、ドーパミンの分泌を強く促します。ただし、ゲームには「依存性が高い」という問題があります。特に、いつでもどこでもプレイできるスマホゲームは際限がありません。なかには、生活に支障が出るほどゲームに熱中してしまう「ゲーム依存症」と診断される人もいるほど。そうならないよう、ゲームをプレイするときもタイマーをセットし、区切りを設けましょう。

あの著名人のやる気も「習慣の賜物」

あらためて、信じていただきたいのは、どんな人も必ず「行動できる」人になれる、ということです。

モメンタムは生来のものというより、日々の習慣の賜物です。特に燃焼モメンタムはそうです。燃焼モメンタムは思いに繋がる気持ちを勢いづける働きをします。この感情を二次感情とか高次感情と称しますが、このモメンタムは意味や目的に結びついた勢いです。知性を持つ人らしい欲求感情を喚起させるモメンタムです。これは習慣による意識づけによって育まれます。

「いつも元気で、何もしなくてもモメンタムが高い」と思われている人も、彼らなりの**ルーティンで、モメンタムを高めているケースが珍しくありません。**アスリートが試合中に「気合！」「集中して！」などと声を出しているのも、そうしたルーティンの一つ。自分の心に火をつける言葉「ペップトーク」を発しているのです。

ある有名アスリート、Mさんの話をします。

私（川野）はMさんと幾度か、メディアのお仕事でご一緒させていただいたのですが、翌年のお正月に年賀状を送ってくださいました。そこには直筆で、「Go！Go！川野さんGo！」と勢いのある字で書かれていて、読むだけでこちらのモメンタムも高まるように感じました。「よーし、僕も一年、頑張るぞ！」と気合が入りました。

ご本人もまたモメンタムが非常に高い「気合」の人として知られています。しかし、実際にお話しさせていただくなかで、**「実は僕、もともとネガティブな面も多々あるんです」**と聞いて、驚きました。しかしいわれてみれば、ご一緒した際も常に謙虚すぎるぐらい謙虚で、決して「気合」だけの人でないことを感じました。そう、Mさんのモメンタムも、努力によって身につけたものだったのです。

現役時代のMさんは、世界で活躍するようになるまで努力を重ねた方でした。その一つとして、若い頃から坐禅の指導を受け、毎日自宅でマインドフルネス瞑想を続けてこられたそうです。そしてさらなる一歩として、本書でいうところの「モメンタム」を高める実践を行います。とても勤勉なMさんは、たくさんの本からポジティブな言葉をインプットし、日常生活のなかで気合の入る言葉を積極的に用いるようになりました。そして、日本人男子選手として62年振りとなる「ウィンブルドン大会でベスト8」という輝かしい成績を残された後に引退。若い選手たちの指導にあたる現在も、ポジティブなメッセージを日々発信し続けておられます。

もうおわかりでしょうか。Mさんとは、あの松岡修造さんのことです。

テレビなどで見る修造さんはいつも明るくて元気あふれる人気者で、まるで生まれた瞬間からポジティブな人のように見えるかもしれません。でもそれは、松岡さんが**「勝利する」という明確な目標のためにつくり上げた、努力の結晶。**ネガティブな一面もありながら、モメンタムの実践によって、自らの心を鼓舞し、鍛え上げたのです。そして今度は、今を生きる多くの人たちを「応援する」ことに精一杯取り組みたい。そう話してくださった修造さんの笑顔はとても輝いていました。

「モメンタムは日々の習慣の賜物」。私は、修造さんからそう教えていただいたように感じます。

大変から、小変へ

行動することは、必ず変化をもたらします。そして、変わった先にどれだけ素晴らしい人生が待ち受けているとしても、**変化には不安がつきもの**です。

本当にできるのか。期待通りの結果が得られるのか。今持っているものを失わないか。**変化が大きければ大きいほど、同程度の不安と恐怖がついて回ります**。小さな「はじめの一歩」さえ人が躊躇するのは、そのためです。頭では「変化したほうがいい」と理解していても、心は変化に怖さを覚え、行動を拒絶するのです。でも、最初の一歩が無理なら、手を動かすだけでも、呼吸を変えるだけでもいいとするのが、モメンタムの考え方です。現状を大きく変える「大変」は拒絶したい。ならば拒絶反応が出ないよう、現状を小さく変える「小変」から手をつけるのです。

行動できないときは、**「より小さく」**。

これをモメンタムの基本として、覚えておきましょう。

どれだけ小さくても、動き出すことで、やる気にスイッチが入ります。

「やる気があるから行動する」のではなく「行動するからやる気が出る」という理屈も、じっとしていたら腹に落ちないでしょう。まずは動いてみることです。だからこそ、「あれこれ考えず、莫迦になろう！」なのです。

その難しさは私（川野）もよく知っているつもりです。修行中は老師に散々叱られました。お弟子さんは他にもたくさんいるのに、私には特に「お前さん、莫迦になれ！」とおっしゃっていたように記憶しています。「お前は医者で、世の中を見た気になっている、もっと莫迦になれ」というメッセージだったのではないかと思います。

考えすぎるな、と老師はおっしゃりたかったのです。私は修行中、よかれと思って、あれこれ思案していました。慣れない料理をするときは本を読み、煮え加減はどうだ、塩加減はどうだと、理屈でばかり考えていました。それがいけなかった。未来のことを先回りして心配するばかりで、「今、この瞬間」に没頭していませんでした。

やがて私は、汗水垂らして「莫迦をやる」ようになりました。すると、やっとその意味を理解できたのです。作った料理が辛すぎればそれを学びとし、「次はこうしよう」と、次の行動へ繋いでいけばいい。**未来を先回りし、石橋を叩いてばかりでは、行動する機会は減り、学びも止まってしまいます。**

考えすぎるあまり、行動をためらってはいけない。だから莫迦になれ。私自身の体験から、お伝えしたいことです。

アウェアネスの高まり

もう一つ、意識していただきたいことがあります。

本章で紹介するモメンタムワークを、「ああ、ドーパミンが出て面白かった。行動できた」で終わりにせず、行動した結果自分にどんな変化が生じたか、心静かに振り返っていただきたいのです。マインドフルネスを通じてアウェアネスを取り戻したあなたなら、その変化を察知できるはずです。

「アウェアネスが高まっていれば、一つの体験から多くの学び、発見が得られる」ともいえます。どんな結果に終わろうと必ず学びがあると思えたら、失敗を恐れず、「まず、やってみる」ができるようになると思いませんか？

アウェアネスは「勢いづけ」の源でもあるのです。そしてアウェアネスは、燃焼モメンタムを発動させる下地をもつくるのです。

残念ながら、現代人の感覚が「鈍っている」ことが指摘されています。そういわれてもピンとこない人が多いところがまた、五感が鈍っている証ではないでしょうか。街なかは広告や騒音にあふれているのに、私たちはそれほど「うるさい」と感じていません。味覚もいい例です。辛いものを食べ続けると、どんどん辛さに慣れていきます。

これは**「感覚鈍麻」**と呼ばれる現象です。強い刺激を浴び続けることで、私たちの感覚はすっかり鈍ってしまいました。この現象を、「現代人は刺激依存症になっている」と表現して警鐘を鳴らす上座部仏教の指導者もいます。まるで刺激に対する依存症のように、際限なく強い刺激を追い求めるのです。かといって、一気に刺激をカットするのも良案とはいえません。濃い味に慣れ切った舌に薄味のお出汁の美味しさがわからないように、あるいは、大音量の音楽に慣れた耳に風のざわめきが聞こえないように、**急に刺激をカットすると、何も感じられず虚しさを覚える**かもしれないからです。

そこで登場するのが、マインドフルネスです。

例えば、食事のときは、おかずに箸を伸ばす前に、白いご飯だけを丁寧に丁寧に味わってみる。焼き肉定食を前にしたら、まず焼き肉を頬ばりたくなりますが、そこをこらえて、ご飯を一口。「味がしない」と感じても、そのまま集中を続けてください。噛みしめているうちに広がるご飯の甘さ、もちもちとした舌触りを味わってください。「ご飯ってこんな味だったのか」と確かめてから、飲み込みましょう。

同じように、音楽を聴くときは、楽器一つひとつの音を聴き分けてみる。美術館で絵を鑑賞するときは、解説を読まず、まず作品と向き合う。先に解説を読むと、「専門家が書いていた」という先入観に影響を受けてしまうからです。

絵を見て「いいな」と思ったら、
「この色とこの色の組み合わせが新鮮」
「この色は小さい頃大好きだったぬいぐるみの色に似ている、懐かしい」
など、何が「いい」のか、自分が感じていることを事細かに言葉にしましょう。

要するに、意識を集中させて、真剣に観る、聴く、味わう、触る、嗅ぐ、ということ。すると、**子供の頃のような瑞々しい五感が戻ってきます**。

私が開いているマインドフルネス教室の参加者の皆さんも、こうした種類の色々な体験をされています。代表的な例としては、「坐禅をしていると、いろんなことが気になり始める」というものがあります。「トクントクンと自分の心臓の音がうるさい」という人もいれば、隣にいる人の呼吸や外を走る車の音まで全部聞こえる、という人も。それまで鈍っていた感覚がマインドフルネスによって開かれ、一気に刺激が飛び込んでくるのでしょう。

やる気の源は気づき

アウェアネスは、やる気の源。そして**持続的な勢いづけの導火線**です。心理学的な解説を加えるなら、それは**「アウェアネスによって生じる数々の学びが、自分の行動に対するフィードバック＝報酬として機能するから」**です。

突然ですが、ゲームセンターなどに置いてある「ワニワニパニック」を遊んだことがあるでしょうか。テンポよく飛び出してくるワニをハンマーで撃退する、というシンプルなゲームで、私は子供の頃に大好きでした。

こんな単純なゲームに夢中になれるのは、そこに確かなフィードバック＝報酬があるからです。ワニをタイミングよく叩くと「イテー！」と声をあげて引っ込むのです。

そのときの爽快感が、報酬です。このワニがもし無反応だったら、少しも面白くないでしょう。

五感が鈍っていると、こうした報酬を報酬として正しく受け取れない恐れがあります。例えば、人から褒められているのに、そのありがたみに気づけない。頑張ったぶんだけ評価されているのに「買いかぶり」のような気がして素直に喜べない。これではやる気を維持することが難しくなり、心も曇りがちになってしまいます。

しかし、マインドフルネスで感覚の鋭敏さが戻れば、フィードバックの機能が回復します。「ワニワニパニック」のような単調な作業でも、報酬が得られることによって、その作業を集中して続けることができるのです。

フィードバックを正しく受け取り、燃焼モメンタムを作動させ、それによってやる気を高めた人は、パフォーマンスもどんどん向上していきます。その究極が「フロー」と呼ばれる状態です。**フローとは「時間がすぎるのを忘れる」ほど集中力が高くなった状態**のこと。これを体験する機会が多いのは、一流のアスリートたちです。「ボールが止まって見えた」「コンマ1秒が、永遠のように長く感じられた」といった言葉がフロー現象を裏付けています。アスリートの人たちの中にはこれを「ゾーン」と称している人もいます。

残念ながら、いつもフロー状態に入れるとは限らないのですが、**普段からマインドフルネスの訓練をしておくと、フローに入りやすくなる**ことがわかっています。元テニス世界ランク第1位のノバク・ジョコビッチ選手も、マインドフルネスをトレーニングに取り入れています。

アウェアネスで「初心」に返る

そこに報酬があるかないかで、燃焼モメンタムの強さは大きく左右されます。たとえそれが、何の面白みも感じられないような雑務であってもです。

私たちの日常は、名もなき雑務であふれています。例えば、誰も真剣に読まない、すぐに読み捨てられるとわかっている資料を作っていると、「一体なんのために……」と虚しくなることはありませんか。何の張り合いもない雑務にやる気なんて出せるはずがない、そう思われるかもしれません。

この状況を変えるのも、またフィードバックなのです。

お寺にも、大変根気のいる作業があります。例えば、「御朱印書き」です。私（川野）などが住職をする小さなお寺では、御朱印を希望される方がいらしたら、その場で書かせていただくか、あるいは住職不在時のために別の用紙に少し書きためておけば対応ができます。しかし、大本山クラスの大きな寺院では、一日に何百もの方が御朱印を求めて来られますから、幾人かの職員が一日中、御朱印書きをする必要があります。以前、知人のAさんがその役務に一年間従事した結果、心身ともに疲弊して出勤できない状態になってしまいました。そこで私はAさんにマインドフルネス瞑想をおすすめし、日々取り組んでいただくようアドバイスしました。そして数ヶ月の療養を経て、無事に復帰されました。この場合、マインドフルネスはAさんの何を変えたのでしょうか。

Aさんが御朱印を書くスピードは以前と同じです。でも、御朱印を書きながらの考えごとやテレビをやめ、御朱印を書くことだけに意識を向けるようにしたのです。すると、**Aさんは御朱印書き一枚一枚の、筆の運びの違いを感じ取れるようになりまし**

た。

「ここのハネは格好いいな」

「次は、御朱印に使う墨をもう少し濃くしてみよう」

そんな気づきが、Ａさんにとってのフィードバックでした。

自分の工夫しだいで御朱印の仕上がりが見違えるように変わることを知り、Ａさんは初めて、御朱印書きを「楽しい」とさえ思えるようになりました。ポイントは、「ただ一心に、それだけを考えて取り組む」こと。大切に取り組むほど、アウェアネスは高まり、その作業から得られるフィードバックは格段に増えるのです。

もう一つ、大切なことがあります。Ａさんのエピソードは、アウェアネスを育むことによって、**私たちはいつでも「初心」に立ち返ることができるようになる**、そう教えてくれています。

考えてもみてください。Ａさんも、生まれて初めて御朱印書きをしたときは、一枚一枚を新鮮な思いで書いていたはずです。「この御朱印を受け取った方が幸多き人生となりますように」そんな心を込めて書いておられたかもしれません。同じように、どんな人のどんな行動も最初は新鮮に感じられるもの。何事も初心に立ち返ることができたら「つまらない、張り合いがない」なんて言わなくなるでしょう。Aさんは、**アウェアネスを高めることで、初心を取り戻した**のです。

私（川野）も、意識して「初心」を思い出すことがあります。例えば、クリニックで患者さんを診察している場面。一日に何十人もの方を診察していると、どうしても集中力が切れそうになってしまうことがあります。そんなとき、ほんの1～2分の間、目を閉じて思い出します。慶應義塾大学病院の精神神経科外来で、診察室の椅子に初めて座り、初めての患者さんをお迎えしようという、あの日の凜とした緊張感。その最初の患者さんが「先生、ありがとうございました」と笑顔で帰っていかれたときの喜び。今も鮮明によみがえるあの記憶に立ち返るとき、私の心にパッとモメンタムが生まれるのを感じるのです。

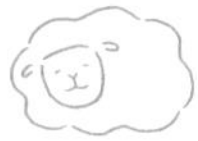

「失敗から学べる」自分をつくる

さらに、アウェアネスは「失敗を恐れない」自分を育んでくれます。

失敗して叱られた、損をした、傷ついた。そんな経験を積むと、「失敗したらどうしよう」と行動を躊躇するようになるのは、誰にでも起こることです。では、**「失敗した」事実から何らかの「フィードバック」を受け取れる**としたら、どうでしょう。

一流のアスリートやビジネスパーソンが、大失敗したにもかかわらず「いい経験になりました」「また挑戦するだけです」などと前向きな様子で驚いたことはないですか。彼らの多くは、失敗をごまかしているわけでも、やせ我慢をしているわけでもないと思います。失敗から貴重な学びを得るコツを知っているのです。そのコツとは「記録」です。「あ〜、ダメだった」で終わりにせず、失敗した事実をきちんと記録し、あとで振り返るのです。

ただし、失敗に向き合うのは、当然ながら多少の苦痛が伴います。苦痛を和らげるコツも、一緒に覚えておいてください。

「せっかく徹夜して準備したプレゼン資料なのに、クライアントからの想定外の質問にうまく返せなかったせいで、契約を取りそこねてしまったとさ」

昔話を子供に読み聞かせるように、「～だったとさ」とまとめるのです。

心理学的な説明を加えるなら、これは、**苦痛を伴う主観的な体験から離れ、自分の外側から観察することのできる「物語」に置き換えるための仕掛け**です。自分を物語の登場人物のように扱うことで生々しい感情から少し距離をとり、心を落ち着かせます。

たとえるなら、自分を研究対象にするようなもの。その結果、失敗と向き合う苦痛は和らぎ、「次は質疑応答のシミュレーションに時間をかけよう」「クライアントから突っ込まれそうなところについて、先に上司から助言をもらおう」などと、冷静に失敗を振り返ることができます。

「行動すれば（どんな結果になろうと）学びがある」

この感覚がつかめれば、失敗は失敗ではなくなり、失敗を怖がる気持ちも薄れていきます。失敗を恐れず、一歩踏み出せる自分になれるのです。

気づくだけで楽になる

アウェアネスがもたらす「気づき」の力は、心理学でいう「メタ認知」にあたります。メタ認知とは自分を客観視する能力のこと。

脳が疲れるとメタ認知の能力を失い、自分が置かれた状況を客観的に眺めるのが難しくなります。人間が一時のネガティブな感情に囚われるのも、そんなときです。ベトナムの禅僧で、世界中にマインドフルネスの大切さを伝えた故ティク・ナット・ハン師は、このような心の状態を**「感情の虜」**と表現しました。ひとたび感情に囚われると、人は自分が何に苦しんでいて、どうすればそこから脱却できるのかを建設的に考えられなくなるもの。悲しければ悲しみに囚われ、悲しみという感情に支配された「心の目」で、すべての物事を眺めてしまうのです。これほど、アウェアネスから遠いものはありません。

しかし瞑想によって脳を休めれば、人間はメタ認知を取り戻し、囚われた感情からも脱することができます。自分を苦しめている**記憶や感情と距離ができ、いい意味で「自分ごと」が「他人ごと」になる**、といったらイメージしやすいでしょうか。考えていることがどれだけネガティブであっても、「今、自分はネガティブなことを考えているな」と認識した時点でメタ認知ができている状態であり、ネガティブな感情も薄れ始めていることでしょう。

もちろん、メタ認知ができたからといって、ネガティブな想念が完全に消えることはありませんし、それを期待するのも得策ではありません。

しかし、「今自分は悩んでいるな、苦しんでいるな」と自覚できた瞬間、その想念との距離ができる。これが大切です。たとえるなら、それはヘリコプターに乗って上空から自分を見る感覚に似ているかもしれません。どんな苦しみも空から眺めたらちっぽけなもの。「なんだ、自分はずいぶんつまらないことで悩んでいたんだな」と思えたら、苦しみはずいぶん和らぐのではないでしょうか。

その意味で、マインドフルネスはメタ認知を開発するための技術とも言えるでしょう。瞑想も有効ですが、もっと簡単な方法もご紹介しておきます。

それは、**「明かりを消して暗闇に身を置く」**ことです。

私（川野）は、僧堂の「暗さ」があまりに心地よく、今でも家のなかではできる限り窓からの外光だけで過ごしています。夜も20ワットくらいの小さな電灯の下で過ごすようにしています。暗くて不便なこともあるのですが、そのかわり、**気づきのレベ**

ルが格段に上がるように感じられます。僧堂でいつもしていた夜の坐禅「夜坐《やざ》」と似ているのかもしれません。月明かりの下で坐禅をすると、昼間とは違った気づきが得られました。坐禅は少しハードルが高いかもしれませんが、暗い場所で過ごす時間をつくることは決して難しくないと思います。

私（川野）は数年前にある一冊の本に出会って、腑に落ちたことがあります。谷崎潤一郎氏の随筆『陰翳礼讃《いんえいらいさん》』です。暗がりがあるからこそ、人と物の美しさが浮かび上がる。日本人の「光と影」に対する豊かな美意識を、繊細かつ機知に富む言葉の数々で表現した名著で、欧米の読者にも多大なる影響を与えた作品です。この本を一気に読み終えてまず思ったこと、それは「僧堂で私は、なんと貴重な暮らしを体験したのだろう」ということです。

「なんとなく心がスッキリして、落ち着いたな」
「まだざわついているな」

そんなふうに、**自分の心をモニタリングできるようになったら、メタ認知のスイッチが入ったサイン**です。この感覚をつかめると、明るい日中も、メタ認知のスイッチが入りやすくなります。

私（恩田）は若い頃に東大元学長の今道友信先生から講話を受けたことがあります。そのとき先生は、「日々の中に暗闇を持ちなさい」と強くおっしゃっていました。24時間、デジタル機器に明るく照らされるこの時代、日本人は暗闇を失いつつあります。この流れは止めようもなく、暗闇は減るばかりでしょう。でも、暗闇には暗闇の価値があります。暗闇だからこそ、見えてくるものがあるのです。

時計を気にせず「推し」や「自分の趣味」に超没頭してみる

自分が心から「楽しい」「面白い」と思うことを、素直にやる。モメンタムを高める最もシンプルな方法です。

そのせいでしょう。**趣味を持つ人はモメンタムが高い**。対照的に、**趣味がない人はモメンタムが低い**傾向があります。例えば、最近、「ゲーム」や「メタバース」などの仮想空間や、アイドルやキャラクターをまるで目の前で歌い、踊っているかのように鑑賞する仮想現実（VR）が人気です。推し活や趣味の活動に感情移入し、潜在的な意識を鼓舞しているのです。イベントやライブに行き、グッズやフィギュアを揃えることで、モメンタムが発動します。

もっとも、趣味を持たない人が、努力して趣味を持とうとしても、なかなかうまくはいかないこともあるでしょう。「好きだ」という感情がないまま、「こうすればモメンタムが発動するはずだ」と頭で考えて没入しようとするのですが、どこか手応えがなく、心が動きません。

ですが、自分の心が動く趣味を見つけるには、あれこれ考えながらもどんどん体験し、試してみる他ないのも、また事実です。

問題は、**現代人の「感じる」力がひどく鈍っている**こと。感覚の解像度が鈍り、自分の心が何を「楽しい」「面白い」と思うのか、それすら感じとれない人が増えています。それがまた感覚を鈍らせると

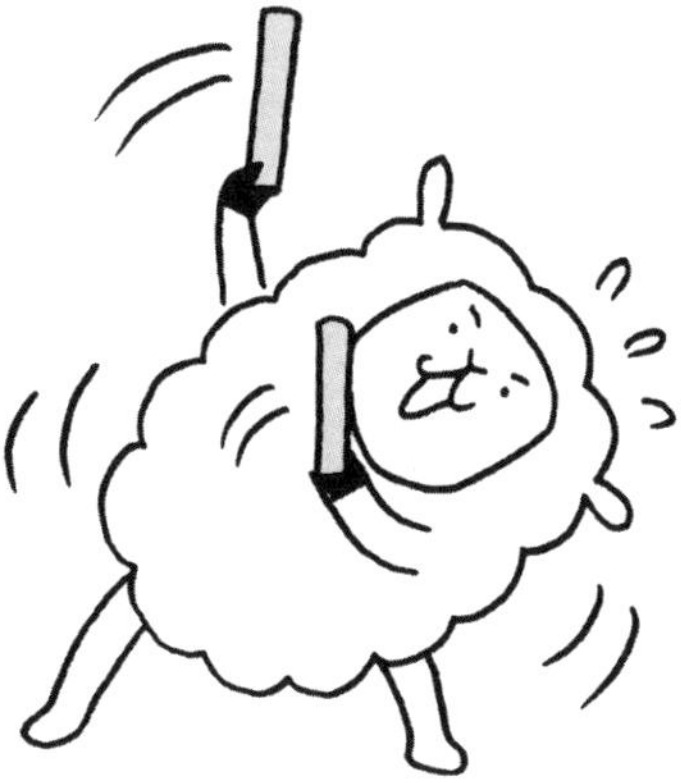

いう悪循環を生んでいます。「楽しいことを探せばいい」と言われても、「それができれば苦労はない」「そもそも楽しいと思えない」などと、反論したくなりませんか？

そんなとき、おすすめなのは**自分には馴染みのないジャンルの「マニア」から力を借りる**ことです。一般には見向きもされないものに熱狂しているマニアの方たちは、きわめてモメンタムが高い状態にあります。そういう人たちのそばにいると、不思議と、自分のモメンタムのレベルが引き上げられていくのです。

不思議なもので、人が楽しそうにゲームをしているのを見ているだけでも、楽しくなります。お笑いタレントの狩野《かの》英孝《えいこう》さんがYouTubeでしているゲーム実況なんて、最高に面白いです。

マニアにも、いろいろあります。ゴムホースマニア、街角狸マニア、小屋マニア、マンホールマニア、電飾マニア、片手袋マニアと、「一体どこが面白いの？」と首をかしげたくなるようなマニアさんもいるのですが、本人は真剣に、心から面白がっています。

私（恩田）は秋葉原が好きで、定期的にアキバのラジオ会館を覗いています。昔、

『書を捨てよ、町へ出よう』（寺山修司）という書籍がヒットしましたが、私にとっては、「兎にも角にもアキバに行こう」なのです。

繰り返しますが、「好きなことを探せ」と言われても、モメンタムが低い人にはハードルが高いと思います。だったら人の手を借りればいい。どんなものにも熱狂しているマニアがいるのです。彼らのいるところに顔を出して、人の火を借りるところから自分のモメンタムに焚き付けてもらいましょう。

4章のまとめ

○瞬間的に勢いを起こすのを「着火モメンタム」という

○人には感覚ごとに優位な感覚がある。自分に向いている感覚のワークでモメンタムを上げる

○「いつも元気で、何もしなくてもモメンタムが高い」と思われている人は、ルーティンで、モメンタムを高めている

○どれだけ小さくても、動き出すことで、やる気にスイッチが入る

○アウェアネスは、やる気の源。そして持続的な勢いづけの導火線

○「楽しい」「面白い」と思うことをやることが、モメンタムを高める最もシンプルな方法

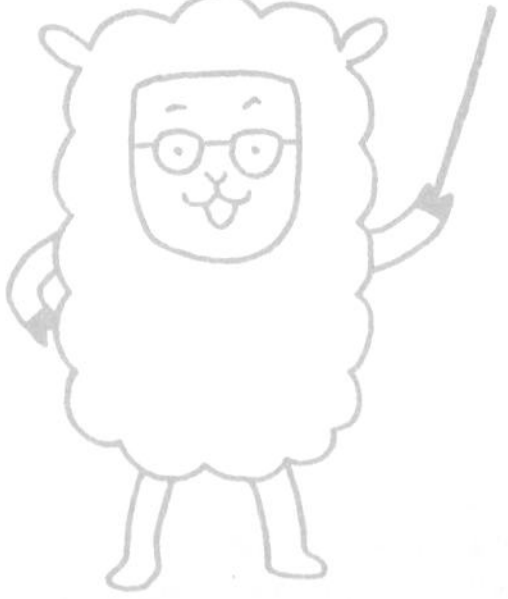

5章

行動する人になるためのステップ3 燃焼モメンタムを焚く

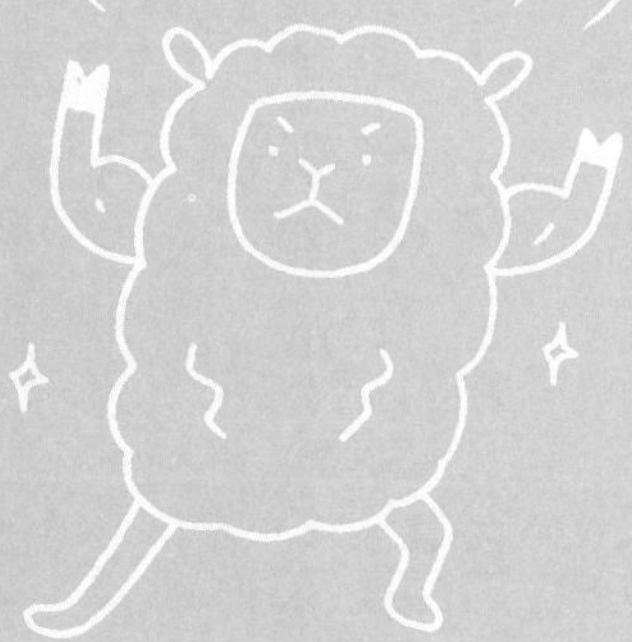

ありのままの自分として考えること

3章では、頭の疲れをとり、スッキリさせるのに効果的なマインドフルネス瞑想、「集中する瞑想」(サマタ瞑想)を紹介しました。人間には本来、欲求を満たすために行動し、未来へと向かう上向きの性質が備わっていますから、こうした瞑想によってそのエネルギーが湧いてくることが期待できます。

マインドフルネスにより、そうした**心のありようを取り戻すことができたら、この時点で、ある程度「動ける」人になっている**はずです。さらに4章では、「モメンタムの発動」に効くワークを紹介しました。マインドフルネスにより整えられた心は、着火しやすく、モメンタムのワークの効きも違います。

では、5章で何をするか。ここでは、1章で少し触れた「日本人は、人生を上向かせる目的意識や、自己肯定感が不足していることが多い」「そんな人は、行動し続けることが難しい」というお話に立ち返ります。

サマタ瞑想からヴィパッサナー瞑想を経て、「ありのまま」に物事を眺める目を養ってきた私たち。ネガティブな想念からも解放された今なら、ありのままの自分に立ち返り、あなた本来の「やりたいこと」を発見できるかもしれません。

「感情」は冷めやすく、「思い」は持続する

では改めてここで「燃焼モメンタム」に登場してもらいましょう。

着火モメンタムを必要としているのは、脳が疲れ果てている人や、心的エネルギーが枯渇気味の人、もともとの心的エネルギーが少なめの人たちです。あるいは、何らかの原因で挫折した人や、大きな壁にぶつかっている人、自信が持てない人、一歩踏み出す勇気がどうしても湧いてこない人たちです。

しかし、**人の感情は「熱しやすく冷めやすい」**ものです。着火モメンタムのワークを通じて、一時期に感情を掻き立て、行動に繋げることができても、その感情が持続しないのです。「どうしてもダイエットが続かない」という人であっても、「今度こそ、ダイエットを成功させるぞ！」と決意したそのときの気持ちに嘘はないはず。それでも、十中八九は、三日坊主に終わってしまいます。

ではどうしたら、感情が持続するのでしょう。

大切なのは、「何のために」＝動機を明確にすることです。例えばそれは、人生における夢や目標、使命感、大義、「こうなりたいと思う自分」などです。多くの人にとってわかりやすい言葉で言い直せば、「思い」でしょうか。そこで大事になるのが燃焼モメンタムの真骨頂的な働きです。

燃焼モメンタムは熱しやすく冷めやすい一時的な感情とは異なり、そうしたいわゆる「一次感情」が複合的に作用して生じる「二次感情」に働きかけます。二次感情には持続性がありますから、それを動かす**燃焼モメンタムは、行動に持続性を与えてくれる**のです。単純にいって、人間は「強い思いがあれば頑張れる」のであり「頑張れないのは、強い思いがないから」と考えられます。

それがわかっているなら、まずは「思いをつくる」ところから、始めればよいということになります。繰り返しますが、人間には本来、欲求を満たすために行動し、未来へと向かう上向きの性質が備わっています。マインドフルネスにより、脳の疲れを癒やし、ありのままの心を取り戻すことができた方なら、きっとできるはずです。

燃焼モメンタムはまた、**人間の無意識の領域にも作用するため、楽しい、面白い、ワクワクするといった、ポジティブな心理状態をつくり出します。**結果的に、発想力や、イメージする力も、ポジティブにしてくれます。

なかには「私はもともとネガティブな性格だから」と尻込みする人がいるかもしれませんが、「もともとネガティブ」な人などいない、というのが、私（恩田）の考えです。人間は、「接近モチベーション」と「回避モチベーション」という、2つの大きな動機を持っています。接近モチベーションとは、好ましいものや気持ちがよいものに近づこうとする本能です。一方回避モチベーションは、「嫌なものは避けたい」という本能です。前者は、ポジティブを志向する本能、後者は、ネガティブを避けようとする本能、ともいえますが、いずれにせよ、人が多少「苦しいこと」があっても耐えられるのは、ポジティブを志向する本能があるからです。

ところが、その苦しいことに耐えられなくなることが、人にはあります。心的なエネルギーがガス欠状態になっている場合は「着火モメンタム」が役に立ち、動機を見失っている場合は「燃焼モメンタム」が役に立ちます。

ポジティブ認知を高めるワーク

では、思いを湧き立たせる燃焼モメンタムのワークをご紹介しましょう。

行動し続ける人であるためには、やはり行動のもととなる「思い」を持っていることが大切です。夢や目標があり、それを叶えたいと思っているとき、人の心は湧き立ち、行動する力が生まれます。

ここには、明確な理屈があります。つまり、自分の夢や目標など、「こうありたい」と願う人生を実現する上で、**得（ポジティブ）であれば人は行動し、損（ネガティブ）であれば人は行動を躊躇する**、ということです。

好きか嫌いか、善か悪かといった判断基準に比べても、損得は、人の行動を強く規定しています。

「しなければならない（けどしたくない）」タスクも、それが得だとわかったとたん、「したい！」タスクに切り替わるのです。

あなたが今、**躊躇している行動があるなら、それが自分の人生にどんなポジティブな要素をもたらすのか、数え上げるといい**でしょう。

・部屋の片付けをしたくない
↓片付けたら、友達を呼んでパーティができるようになる。「掃除をしなさい」とうるさかった家族も機嫌を直してくれる。なくしてしまったアクセサリーが出てくるかもしれない。部屋が汚いストレスがなくなれば、ストレス解消代わりの無駄遣いが減る。　etc.

ポジティブなものがどうしても見当たらない場合は、自分で「ご褒美」を設定してもOKです。

・部屋の片付けを終えたら、ずっと観たかった映画を見に行こう
・お気に入りのレストランに食事しにいこう
・きれいになった部屋で、思い切りダラダラしよう
・観葉植物や新しいソファを買って、おしゃれな部屋にしよう

その行動をとることによる得が明らかになれば、それまで行動を邪魔していたネガティブな想念も薄れることでしょう。「イヤなこと」は「楽しいこと」とセットで考

えるのがコツです。

小さな欲から大きな欲までリストにしてみる

「目標設定」のワークにも、取り組んでみるといいでしょう。

呼吸瞑想で心を落ち着かせた後で、次の4つをメモ帳などにざっくり書き出してください。

（1）いますぐやりたいこと

（2）数日から一ヶ月ぐらいのあいだにやりたいこと

（3）2〜3年のうちにやりたいこと

（4）一生かけてやってみたい人生の夢や目標

先の未来になるほど、書き出すのに時間がかかるはずです。逆に、簡単なのは（1）や（2）など。順番はあまり気にせず、書けるものからどんどん書きましょう。20項目以上は書き出してみることをおすすめします。

このワークのポイントは、**あまり熟考しすぎない**こと。お寿司が食べたい、昼寝がしたい、家に帰りたい。どんな小さいことでも思いつくままに書き出すことで、これまで**心の奥底に抑え込んでいた「やりたい」という気持ちを引き出す**ことができます。立派な目標を新たに作るというより、自分のなかにある欲動に気づき、言葉にしてあげる。そんなイメージです。

この目標設定のワークは、いつ始めても、いつ終わりにしても構いません。また、後で思いついたことがあれば、書き足しましょう。すると、心に変化が起こることが少なくありません。そして次第に今やりたいことだけではなく、数週間後、数ヶ月後、数年後にやりたいことも、言葉にできるようになっていきます。

そうなったら、次のステップに進みます。

次に、挙げた「やりたいこと」を5項目くらいに絞ります。**目安は「楽しいこと」「面白いこと」**です。ポジティブなものを優先しましょう。

そして選び出した「やりたいこと」を、少しずつ具体的にしていきます。例えば「3年以内に、フルマラソンを完走したい」という目標を見つけたなら、こんなふうにしてみてはどうでしょう。

「テレビで観たことのあるホノルルマラソンを走りたいな。ランナーの視点から、ハワイの景色を堪能してみたい。一人で走るより、ランナー仲間をつくって一緒に走るほうが、楽しそうだ。皆で完走をお祝いできたら、最高に嬉しい気分だろう……」

できるだけリアルに、もし可能なら、そのとき**感じるであろう気持ちや、匂い、音などもイメージできる**と、なおいいでしょう。

なぜ、イメージがリアルなほうがいいのか。それは、リアルにイメージするほど「ぜひやりたい」という願望や、「きっと、できる」という自信が湧いてきて、行動に移しやすくなるからです。

アスリートが、イメージトレーニングを大切にするのも、そのためです。

例えば、ゴルフのパターの練習を実際に行った人と、イメージトレーニングだけで済ませた人とでは、上達にあまり違いがなかった、という報告もあります。

私（川野）自身、大学時代に陸上の短距離選手だった頃は、イメージトレーニングを毎日欠かしませんでした。スターティングブロックに足をつける瞬間から、ゴールしてタイムが表示される瞬間までの一歩一歩を余さずイメージするのです。恩田も剣道で「先の先、後の先」といって手合わせをイメージする訓練を徹底して受けました。

今も、講演会を前にすると、同じことをします。「講師の川野泰周さんです」とご紹介をいただいた後、登壇して、マイクを前に最初の一言を口にするところまで、ありありと思い描くのです。これをやるとやらないとでは大違い。何の準備もなく、ふわっとした気持ちで登壇したところ、一言目からつかえてしまい、反省しきりだったこともあります。

さて、あなたはどんな目標を書き出しましたか。以前なら、自分のやりたいことなんて思い浮かばない、面倒くさい、何もしたくない……が本音だった人も今はどうでしょう。

やっぱりうまく書けないよ、と思った方も気にすることはありません。誰に命じられたわけでもないのですから、**やりたいことを思いついたら書く、思いつかないなら、書かない**。そんな気構えで大丈夫です。

こんな話をするのは、目標設定のワークが「やりたいこと」を見つけるだけのワークではないからです。

目標設定のワークは、自己肯定感を高めるワークでもあるのです。

自分だけの「ヒーローポーズ」を見つける

燃焼モメンタムのワークは、気持ちや思いのポジティブ化を目指します。一番簡単な方法は、**「成功した自分」という「イメージ」を所有し、それを「ルーティン」で身体に覚えさせる**ことです。

ルーティンとは、ある場面で、決められた動作を繰り返すことをいいます。「寝る前にストレッチをする」「人前で話すときは深呼吸をしてから」などは、わかりやすい例です。また、メジャーリーガーの大谷翔平選手が、試合前になると決まって、壁に対して後ろ向きに球を投げているのを、見たことがある人もいるでしょう。

特定の場面で、特定のポーズをするのも、よくあるルーティンです。現役時代のイチローさんが、バッターボックスに入るたびに「袖をまくりながらピッチャーに対してバットを立てるポーズ」をしていたのを、覚えている人もいると思います。あれを「ヒーローポーズ」といいます。成功したときの自分の姿をイメージ化し、ルーティンで身体に記憶させて、必要に応じてその姿を思い起こすわけです。

ただ、ここで考えなければいけないのは、自分にとって、何が有効なルーティンなのか、ということです。どんなアクション、ポーズをするにも、意味づけが必要です。意味があるからこそ、わざわざルーティンをこなす必然が生じるのです。

例えば「寝る前にストレッチをする」のは、「寝付きがよくなる」から、「人前で話すときは深呼吸してから」なのは、「緊張がとける」から、といった効果が期待できるかもしれませんが、その効果には個人差があるはずです。

大切なのは**「〜だから、私はこのルーティンをしているんだ」**という意味づけです。私（恩田）は、毎夕1時間のジョギングや腹筋をするのがルーティンです。最初はただ「身体を軽くしたい」から運動していたのですが、やがて、運動後に「頭がスッキリする」ことを実感しました。また、運動してから入浴すると、いいアイデアが浮かんでくるのです。

私の場合は、「頭がスッキリする」「いいアイデアが

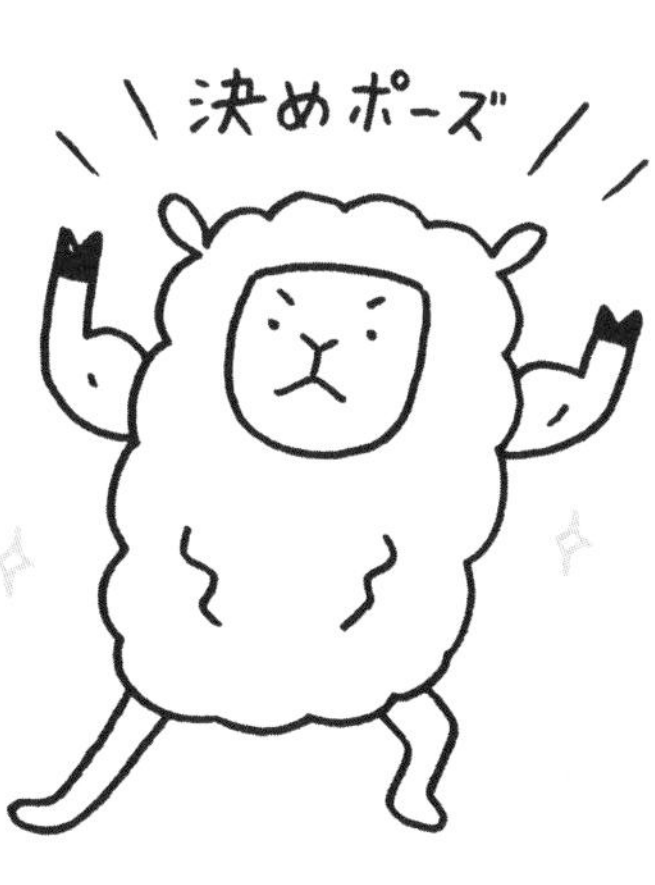

浮かぶ」が、運動というルーティンに与えられた意味というわけです。

ポーズにも、やはり意味づけが必要です。といっても、大げさに考える必要はありません。例えば、子供の頃仮面ライダーに憧れた人なら「ライダーポーズ」、ウルトラマンに憧れた人なら「ウルトラマンポーズ」、往年のプロレスファンなら、「アントニオ猪木ポーズ」をすると、当時のことが思い出されて、テンションがあがりませんか？　また、「学生時代は剣道一筋だった」人なら、剣道の素振りをすると、青春時代の自分を思い出すかもしれません。多くの場合、ファイティングポーズが有効です。

どんなアクションであれ、ポーズであれ、構いません。繰り返しますが、そこに**どんな意味があるのかのほうが重要**です。なぜその動きをするのか。そのポーズはどんな感情と繋がっているのか、そのルーティンにどんな背景、どんなストーリーがあるのか。それが実際に過去の成功体験やポジティブ感情に紐づいていれば、いうことはありません。

好きな漫画の決めゼリフをマネしてみる

アスリートが、競技中に「自分ならできる！」「集中！」「気合だ！」「おれは強い！」など、自分自身にポジティブな声がけをするのを、見たことはありませんか？これを「ペップトーク」といい、瞬間的に燃焼モメンタムを高める効果が期待できます。

これを一般の人が取り入れるには、いくつかのポイントがあります。

1つめは、短くて、ポジティブで、わかりやすい言葉であること。

2つめは、あらかじめマインドフルネスによって、**ネガティブな想念をリセットしておく**こと。「こんなの意味ないよ」「アスリートのマネなんて、なんだか恥ずかしい」といった思いがあると、モメンタムにブレーキがかかってしまいます。

そして、3つめのポイントが肝心です。それは、自分にとって一番効果のある言葉を見つけることです。

3章では、人生における夢や目標を定め、自慈心を養い自己肯定感を高めることで、モメンタムが持続するマインドセットが整う、というお話をしました。マインドセットとは、「いったん固定された考え方や物事の見方」を指します。ペップトークの本当の狙いは、そのマインドセットを「思い出す」ところにあります。そのため、一人ひとりのマインドセットが異なる以上、効果的なフレーズも、人によって異なる、というわけです。

では、どうしたら、自分だけの効果的なフレーズを見つけられるのか。ここでは、難しい理屈は抜きにして、わかりやすい「お手本」を挙げたいと思います。

「海賊王におれはなる！」（漫画『ONE PIECE《ワンピース》』より）

「心を燃やせ！」（漫画『鬼滅の刃』より）

「この星の一等賞になりたいの、俺はっ！」（漫画『ピンポン』より）

いずれも、大人気漫画の主人公が、心を奮い立たせるために何度も口にする言葉です。同時に、彼らの生き方やキャラクターと深く結びついていて、他の誰かがただセリフだけ真似しても、効果があまり期待できません。

もし、自分と同じ夢や目標、マインドセットを持った漫画の主人公がいたとしたら、どんなフレーズを口にするだろう？　そんなふうに、考えてみてください。

思い出の曲を「ワンフレーズ」だけ歌う

自分の琴線に触れる格言や教え、決めゼリフなどを思い浮かべたり、声に出して唱えたりするのも、効果があります。時には大声で叫ぶのも、深呼吸のような作用を伴い、効果が上がります。

また、「ペップソング」もおすすめします。

これまでの人生を振り返り、あなたが最もモメンタムが高かった頃の情景を思い浮かべてください。当時よく聴いていた曲や、カラオケで歌っていた歌はありませんか？　そんな歌には、**当時のモメンタムを呼び覚ます力があります。**

私（恩田）が営業担当としてハイパフォーマンスを発揮していた時代には、X Japanの『紅』がよく流れていました。今でも、モメンタムが落ち込んでいるときに『紅』を聴くと、たちまちモメンタムが蘇るのです。

他にも、聴けば必ずハイになる曲があるなら、音楽再生アプリでいつでも聴けるようにしておきましょう。私なら、野球応援の定番曲である『コンバットマーチ』や、映画『ロッキー』のテーマ曲、燃える闘魂・アントニオ猪木の入場曲『炎のファイター／アントニオ猪木のテーマ　INOKI BOM-BA-YE』は外せません。

とにかくタンパク質を摂る

食事は栄養バランスを考えることが大切。とはいいながら、「これを食べると元気になる、モメンタムが高まる」という食品もあります。ドーパミンの材料となるのは、タンパク質です。

例えば、大事な仕事を前にして「よーし、きょうは焼肉だ！」という気分になることはありませんか。肉といえばタンパク質ですから、モメンタムを高める効果が期待できます。肉だけではありません。魚や卵、乳製品、豆腐なども、良質なタンパク源です。

現代人のタンパク質の摂取量は、減少傾向にあるそうです。**食事だけでは一日に必要な量を摂取できない人も増えている**のだとか。かわりに増えているのが、ご飯やパン、麺類などの炭水化物と、脂質です。

確かに、忙しい合間にお腹を満たそうと思うと、ラーメンやカレーなど、炭水化物と脂肪に栄養が偏りがちです。でも「なんだかパッとしない」日が続いていると感じたら、意識してタンパク質を摂りましょう。食事を用意するのが面倒なら、プロテインで補うのも一案です。

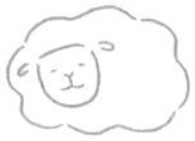

ペットを相手に「打ち明け話」

誰かと「対話」をするうちに、それまでごちゃごちゃしていた自分の考えが整理され、客観視できた。そんな瞬間に心当たりはありませんか。**対話が、一人では自覚できなかった「すぐ動けない」原因に、気づかせてくれる**ことがあります。

もっとも、対話も「諸刃の剣」です。勇気を出して打ち明け話をしたのに、「そんなのおかしいよ」などと、ネガティブな反応を返されると、それ以上話ができません。「こんなことなら、黙っていればよかった」と後悔するのです。

そこで、私（恩田）がおすすめしたいのは、ペットとの会話です。もちろんペットが人間の言葉を全部理解できるわけではありません。

しかし、**「決してネガティブな言葉が返ってこないから、安心できる」**という点で、ペットは話の聞き手として素晴らしい美点を備えているのです。純心無垢な動物たちの前では、人は神仏を前にしたときのように、心が裸になります。そのとき心に浮かんだ言葉は、嘘やごまかしのない、掛け値なしの本心です。

「今日も職場で、ダラダラしちゃってさ。やろうと思っていたタスクの半分も進まなかったよ」

「どうして、自分はこうなんだろうね？　昔はこんなんじゃなかったのになあ。この仕事、向いていないのかなあ」

「でも、最初は楽しかったんだよね。いつから変わったのかなあ……」

このように、言葉を理解しない**ペットを前に打ち明け話をしていると、必然的に自分自身と向き合う**ことになります。その時間のなかで、自分で問い、自分で答える自己対話が進んでいく。これが、自分の考えを整理し、客観視する助けになるのです。

念のため強調しますが、こうしたデリケートな話を打ち明ける相手は、慎重に選ばないといけません。

ペットのなかでも、表情豊かな犬よりも、表情が読みにくい猫のほうが、打ち明け話をしやすいという人がいます。ペットがいないなら、フィギュアや、ごく古い友人なども、あなたの自己対話を促す、いい聞き手になってくれるでしょう。時折、「鏡に映る自分と対話をする」人もいるのですが、疲れた顔、落ち込んでいる顔と対話すると、自己対話はネガティブに向かいがち。要注意です。

「将来の夢」と「今」を繋げるワークを行う

燃焼モメンタムの種となるのは、夢や目標を探る瞑想です。モメンタムが弱く、無気力な状態では、将来の夢や目標も出てこないのです。これは**心の奥深くで、「考えてもしょうがない」というメンタルブロック（決めつけ、思い込み）が働いている状態**です。何か行動を起こそうと思っても「自分には無理じゃないか」「人に批判されるのではないか」といったネガティブな想念が、自由な発想を邪魔（ブロック）しているのです。

しかし瞑想によって、自分を肯定する気持ちを育むことで、メンタルブロックは解除できます。

「達成が難しそうな目標を、思い切って掲げる」ことも大切です。例えば「ハリウッド女優になりたい」「お菓子の家に住みたい」でも構いません。はじめから無茶は承知の上。しかし、実現のために必要なアクションを具体的に考えていきます。これを専門用語で**「バックキャスティング」**といいます。

私の知人で、高齢の方や障害のある方を支援する仕事に長年携わっている人がいます。彼からこんなことを教わりました。70代、80代の方に「10年後に何をしていたいですか?」と問いかけると、「ハイキングをしてみたい」「外国まで行く客船に乗ってみたい」「着物を着てお茶の会に出てみたい」といった夢を語ってくれるそうです。

そして次に「10年後にそれができるようにするため、今からできることを考えてみましょう」と声をかける。すると、健康維持や体力向上のために何ができるか、より前向きに考えることができるのだそうです。

これを、瞑想としてアレンジしました。過去、未来、今と、スリーステップで夢を描きます。

呼吸瞑想をして、心をあるがままの状態に整えてから、始めてください。

1 過去の記憶をたどる

目を閉じたまま、遠い昔の記憶に思いを馳せましょう。

幼い頃や学生時代、あるいは、社会人になりたての頃の自分を思い出してください。

どんなことが好きでしたか。

幸せだと感じられたのは、どんなときですか。

将来は何をしたいと思っていましたか。

2 未来を想像する

目を閉じたまま、今度は自分の未来を想像してみましょう。

10年後、20年後にしていたいことは何ですか。「こんなの無理だ」「人に言ったら笑われる」と思うようなことでも構いません。心に浮かんだ「将来の夢」は、どんなものですか。

3 今に立ち返る

まず、大きく深呼吸。

ここまでに想像したこと、考えたことをリセットしましょう。

そして、引き続き目を閉じたまま、今度は「今、ここ」にいる自分自身に立ち返りましょう。

さっきイメージした10年後、20年後の夢に近づくために、今日からできることは何でしょうか？　ささいなことでも構いません。「これならできる」という行動を想像してみましょう。

最後に、大きく深呼吸して、心を整えてから目を開けます。

期待しない、予測しない

自分が心から「楽しい」「面白い」と思うことを探す過程において、「やってみたけど、つまらなかった」という体験はつきものです。

ある人が、こんなことを言っていました。

「旅行をするとき、現地で失敗するのが怖いので、出発する前にものすごく下調べをするんです。でも、期待が膨らみすぎてしまうのか、いざ現地に足を運んでみると、『なんだ、この程度か』と、がっかりしてしまう。だから僕、旅行が嫌いなんです」

いかにも現代的な苦しみだと思います。

心理学的にいうなら、原因は**「先読みのしすぎ」**です。一度予測を立てると、同時に「きっと、こんな体験ができるだろう」といった期待が生じます。問題は、その期待が行きすぎたものになりがちなこと。観光地にはこれがよくあります。下調べをする過程で、プロのカメラマンによるきれいな写真をたくさん目にするうちに期待値があがり、実際の観光地を見ると「なんだ、この程度か」と、期待が裏切られてしまうのです。一般的に、予測ができたほうが「賢い」とされるのが人間です。予測ができると大きな失敗を避けられますし、旅行に出かけるときだって上手に計画を立てられるはず。予測するための材料となる情報も、現代ではネット上でいくらでも見つけられます。しかし、予測のしすぎは感動のレベルを著しく下げもします。旅行だって、入念な下調べをして、つつがなくツアーを履行できるように計画を立てるところまで作り込んだら、それはツーリストではなくツアーコンダクターでしょう。

前置きが長くなりました。私からの提案は、少しでも興味を持ったものは、下調べはほどほどに、できるだけダイレクトに体験してほしい、というものです。私たちの心が大きく動くのは、期待を超えた体験ができたとき。ならば、期待はできるだけ小さくしておいたほうが、感動は大きくなる、というわけです。

逆にいえば、**事前に予測するほど、期待するほど、あとで幻滅するリスクは高くなります**。同じように、レビューを読んでから映画を観に行くのも、口コミのグルメサイトで点数の高い飲食店に行くのも、下調べをすること自体が感動するチャンスを奪ってしまう可能性があります。せめて、映画レビューを読むのは映画を観た後、レストランの口コミを確認するのも、レストランで食事をした後が、おすすめです。自分が楽しんだ映画に対して絶賛されていれば、自分の目は間違っていなかったと嬉しくなるでしょう。逆に、酷評が載っていても、それはそれでよし。「自分の映画の見方は間違っていたんだ」などと悲しむ必要はありません。むしろ「映画評論家も気づかなかった魅力を、自分は理解できたんだ」と胸を張るべきです。

面倒なタスクは「好きなこと・得意なこと」を優先する

社会人ならよく知っている「to do リスト」。作業の進捗を管理するため、また作業の優先順位をつけるための仕事術です。ですが、to do リストを作る作業も楽ではありません。タスクの優先順位はどうするのか、抜け漏れはないかと考えるだけでも「動けない」人たちはうんざり。なんとかリストを完成させても、膨大なタスクを前にしたら気持ちが萎えそうです。

でも、覚えておいてください。どんなに**タスクが膨大でも、実行するときは常に一**

つずつ、「シングルタスク」なのです。「何はともあれ、目の前のタスクを一つ終わらせよう」と決めて着手しましょう。

このとき、「どのタスクか」は、あまり重要ではありません。タスクに優先順位をつけるのも一つのスキルであり、苦手な人もいるはずです。大切なのは「なんでもいいから一つ、思いついたなかから片付けやすいものを片付ける」ことです。作業をすることで分泌されるドーパミンと、「一つ終わった！」という達成感、高揚感をモメンタムに変えましょう。

本当は、優先順位が高いタスクや、難易度が高いタスクから取り掛かるのが、仕事術のセオリーかもしれません。しかし、そういった重要なタスクは同時に、**着手するのが面倒くさいタスク**であることが多いはずです。苦手なあの人に頼み事をしないといけない、完成までに何時間かかるかわからない長文を書かないといけない、等々……。実に強敵です。いきなり攻めても返り討ちにあうかもしれません。

だったら「簡単に終わりそうなこと」や「できること、得意なこと」から手をつけるのも、一つの戦い方のはず。多少回り道でも、倒しやすい敵から片付けて心の勢いをつけたほうが、強敵にも立ち向かえる、というわけです。

なお、目標達成に向かうプロセスにおいても**「好きなこと、楽しいことを優先する」**のが、ポイントだと思います。極端な例ですが、世界コンクールで優勝するような超一流ピアニストも、最初から「世界コンクールで優勝する！」と意気込んでいた人ばかりではないはず。むしろ、「まずは、このフレーズをひけるようになろう」「お母さんや先生に褒めてもらいたいな」といった小さな目標をクリアしていきながら、そのたびにモメンタムを高めていった人のほうが多いのではないでしょうか。

「逆タイパ」生活が燃焼モメンタムを取り戻す

私（川野）は時折、「どこかのお店に入ろう」とだけ決めて、街を散策することがあります。口コミサイトにも頼らず、好奇心の赴くままにお店を選ぶわけですから「ここはちょっと違うな」というお店に遭遇することもしばしばです。

若い人たちから「そんなの、〝タイパ〟が悪いじゃないか」という声が聞こえてきそうです。「タイパ」という言葉に馴染みがない方もおられるかもしれません。コスト・パフォーマンスのことを「コスパ」というように、タイム・パフォーマンスのことを「タイパ」と呼ぶ。若い世代の方を中心に広がっている現象です。そんな残念な思いをするなら、口コミサイトをしっかりチェックして、「いいお店」とわかっているお店に直行したほうが効率的で、時間のムダがないじゃないか、と。

私は、そうは思いません。日頃からある程度アウェアネスを育んでおけば、どんな失敗からも、学べることがあるからです。「自分が苦手なのは、こんな特徴のお店なんだな」などと発見できたら、それで十分ではないでしょうか。そう考えられたら「タイパが悪いこと」なんて、人生には一つもないと思うのです。

実は正直なところ、私は**「タイパ」を偏重する考え方にかなりの危惧を覚えています**。それは、モメンタムを下げる方向にしか作用しないと考えられるからです。

お店選び一つとっても、タイパを追求するなら、新しいお店を開拓するより、以前に何度も行って満足度が高かったお店を選ぶほうが合理的に決まっています。挑戦よりも「安全パイ」を選ぶ行動パターンが固定し、生活から変化が失われていくでしょう。言い方を変えれば、人生そのものが守りに入り、現状維持が最良のものになる。これではモメンタムの生まれる余地がありません。

そこで私は、モメンタムを高め、**生き生きとした人生を送るために、むしろ〝逆タイパ〟をおすすめしたい**のです。つまり、効率からはできるだけ遠ざかり、好奇心に身を委ねること。マインドフルネスだって実のところ、逆タイパそのものです。ピーラーを使えば数秒で終わる「キャベツの千切り」を、わざわざ手と包丁で時間をかけて、しかも他のタスクから離れてそのことだけに集中して切りましょう、というのですから（これを私は「キャベツの千切り瞑想」と呼んでいます）。しかし、それが「今、この瞬間」をあるがままに過ごすことに繋がり、頭のモヤモヤが晴れるのです。

「休暇」をスケジュール帳に書き込む

自分が心から「楽しい」「面白い」と思うことを、素直にやることが、モメンタムを高める。おそらく、多くの人は、頭ではそれを理解しているのだと思います。それでもなお、**現代人は思い切り遊ぶこと、そして休むことが苦手**なのですから、心配なことです。普段は仕事の忙しさを嘆いていても、いざ休みがとれると、何をしたらいいのかわからない。結局、ダラダラとスマホを弄っているだけで一日が終わってしまうようでは、全く脳が休まりません。

おそらく、私たちはもう、**強い意志を持たないと「休む」ことも、「遊ぶ」こともできない**のだと思います。これからは、いつ休むのか、そして遊ぶのか、あらかじめスケジュール帳に書き込むようにしましょう。もちろん細かく行動を決めるのではありません、ただ「〇〇で遊ぶ日」「とことん休む日」と、勇気を持って書き込むのです。

特に、コンサート、演劇、スポーツなどの鑑賞は、チケットを前もって予約する必要がありますし、日時が決まっているため、強制的に「休む」「遊ぶ」よう、自分に対して仕向けることができます。すると、休日のために、なんとかして仕事を片付けようとするでしょうし、休みがくれば思い切り遊ぼうとするでしょう。結果として、仕事と休暇、緊張とリラックスのメリハリが強調され、心が浮き立つリズムが日常に生まれます。

欲を言えば、**「一日一回」、純粋に自分の楽しみだけの時間を持てたら、なおいい**と思います。誰の都合にも左右されない、自分だけの時間を持つことで、心のリズムが正常に戻ります。ただしここでもメリハリが肝心。「好きなゲームを15分」「楽器の練習を30分」などと時間を決めて遊んだほうが、かえって夢中になれるのです。

初心を思い出す「コミットメントリコール」

コミットメントリコールは、簡単にいうと「初心に返る」ワークです。人間は忘れる生き物です。ときに初心を忘れてしまうのも、仕方がありません。大切なのは、初心を思い出す習慣を持てるかどうかです。

私（川野）にも「初心に返る」習慣があります。

例えば、お寺を継ぐ前に、少し遠回りをして精神科医を目指すと決めたときのこと。

総代さん（檀家の代表を務める人たち）を挨拶してまわり「修行に入るのがしばらく先になってしまいますが、どうかご理解をいただければ幸いです」とお願いさせていただきました。**あの日のことを思い出せば、クリニックの仕事でどんなに疲れていても、ふっとモメンタムが上がる**のを感じます。

実際に初心を思い出させてくれるモノがあると、より効果的です。

私は、４ヶ月に一度のペースでＮＨＫのラジオ深夜便に出演しているのですが、初めて出演した回の原稿を、時折読み返します。一回20分ほどの放送時間ですが、少しでもリスナーの皆さんに興味を持っていただける内容をと、毎回試行錯誤で取り組んでいます。話す内容を毎回考えるのはなかなか大変。

でも初回分の原稿を読み直すと、初めてラジオのお仕事をいただいたときの嬉しさが蘇ります。

「多くの人の助けになる瞑想法を、誰もが聴くことのできるラジオ放送を通して伝えることができるんだ」という喜びにも満ちていて、実に初々しいのです。この気持ちを忘れてはいけない、と思います。

宣言すればやめられない「パブリックコミットメント」

「人前で目標を宣言する」ことをパブリックコミットメントといいます。これだけで**「サボりたくてもサボれなくなる」効果**があります。私（川野）はというと、数年前からバンド活動を始めました。「40歳を過ぎてお坊さんがバンドを始めるなんて」と気恥ずかしさもありましたし、忙しいメンバーたちが練習時間を捻出できるかどうかも心配でした。

しかし「そこは勢いで！」と、自分のYouTubeチャンネルで「バンド始めました」と報告させていただいたものですから、簡単にはやめられません。以来数年間、みんなが集まり楽曲を製作したり、録音したりと、細々とながら活動を続けたところ、最近では同じ宗派のお寺さんなどからライブ演奏の依頼もいただけるようになって、ご縁に感謝しつつ活動を楽しんでいます。

パブリックコミットメントのポイントは**「誰かの前で」宣言する**ことです。自分一人が心のなかで「バンドを続ける」と決めるだけでは、「忙しいから……」「メンバーに無理強いするのも悪いし……」と言い訳をして、つい怠けてしまうでしょう。しかし、目標を人前で宣言すると、その言葉に責任が生じ、簡単には怠けられません。

多くのフォロワーの目があるＳＮＳなどは、パブリックコミットメントに適した環境だといえます。ただし、他の人から認められたいという「承認欲求」が働きすぎてしまうと、ＳＮＳで自分について公表するたびに**「どう見られているか」が気になり、自らを追い詰めてしまう**おそれもあります。自己受容ができていないと、パブリックコミットメントは「諸刃の剣」となる可能性もあるのです。

『孤独のグルメ』の井之頭五郎はメタ認知の名手

アウェアネスを高めることで、失敗から学べる自分、失敗を恐れない自分をつくることができます、と言葉で説明すると難しそうですが、練習そのものは簡単です。

一つは「一人語り」です。例えば、

「こいつ、腹立つな～」

などと、怒りの感情に囚われて抜け出せないときは、

『こいつ、腹立つな～』と私は考えている」

と、**心の中で考えや感情を言葉にしてから、「と考えている」を付け足してみましょう。**


お手本は、ドラマや映画でも多用される**「モノローグ（独白）」**です。誰に向けて話すでもなく、自分のセリフだけで物語を進める場面、自分の心情を吐露する場面などで、よく用いられる手法です。自分が今どんな状況に置かれているのか冷静にモニタリングしていないと、モノローグは成立しません。その意味で、モノローグ中の感覚は、メタ認知そのものです。


「～と考えている」は一つの例に過ぎません。私（川野）が「これは最高のお手本だ！」と思ったのは、漫画『孤独のグルメ』の主人公、井之頭五郎です。テレビドラマ化もされて人気を博していますから、映像版のほうがイメージしやすいかもしれません。彼はいつも一人で食事をしながら、

「うん、うまい肉だ。いかにも肉って肉だ」

「ぶた肉ととん汁でぶたがダブってしまった」

などと、自分がしていること、感じていることを言葉にし続けています。声に出したら周囲の人に怪しまれるかもしれませんが、心のなかに留めているうちは大丈夫です。〝ゴローちゃん〟をお手本に、一人語りを習慣づけましょう。

156ページで紹介した「～だったとさ」は、モノローグではなく第三者によるナレーション風ですが、やはりメタ認知を促す効果があります。自分自身をまるで物語の登場人物のように扱うことで、**生々しい感情から距離をとり、心を落ち着かせます**。心理学的には「対象化」といって、自己の内面で生じる感情や思考を、外にある対象を見るようにして取り扱うことを指します。

5章のまとめ

○人の感情は「熱しやすく冷めやすい」。持続的にやる気を引き出すのが「燃焼モメンタム」

○行動し続ける人であるためには、やはり行動のもととなる「思い」を持っているかが大切

○「達成が難しそうな目標を、思い切って掲げる」とそれを実現するための、具体的な行動が見えてくる

○予測のしすぎは感動のレベルを著しく下げる。期待はできるだけ小さくしておいたほうが、感動は大きくなる

○モメンタムを高め、生き生きとした人生を送るために、非効率的なことをする“逆タイパ”がいい

○私たちはもう、強い意志を持たないと「休む」ことも、「遊ぶ」こともできない。休みや遊びは、ちゃんと予定帳に書き入れる

○自分自身をまるで物語の登場人物のように扱うことで、生々しい感情から距離をとり、心を落ち着かせる

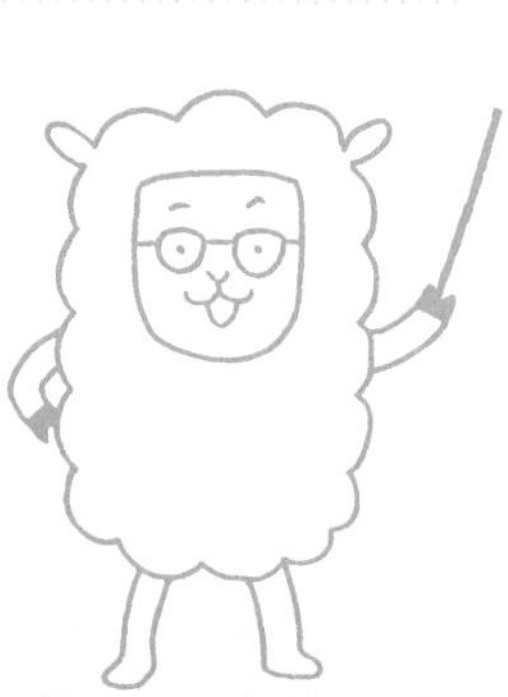

6章

燃焼モメンタムを生み出す心の土台をつくる

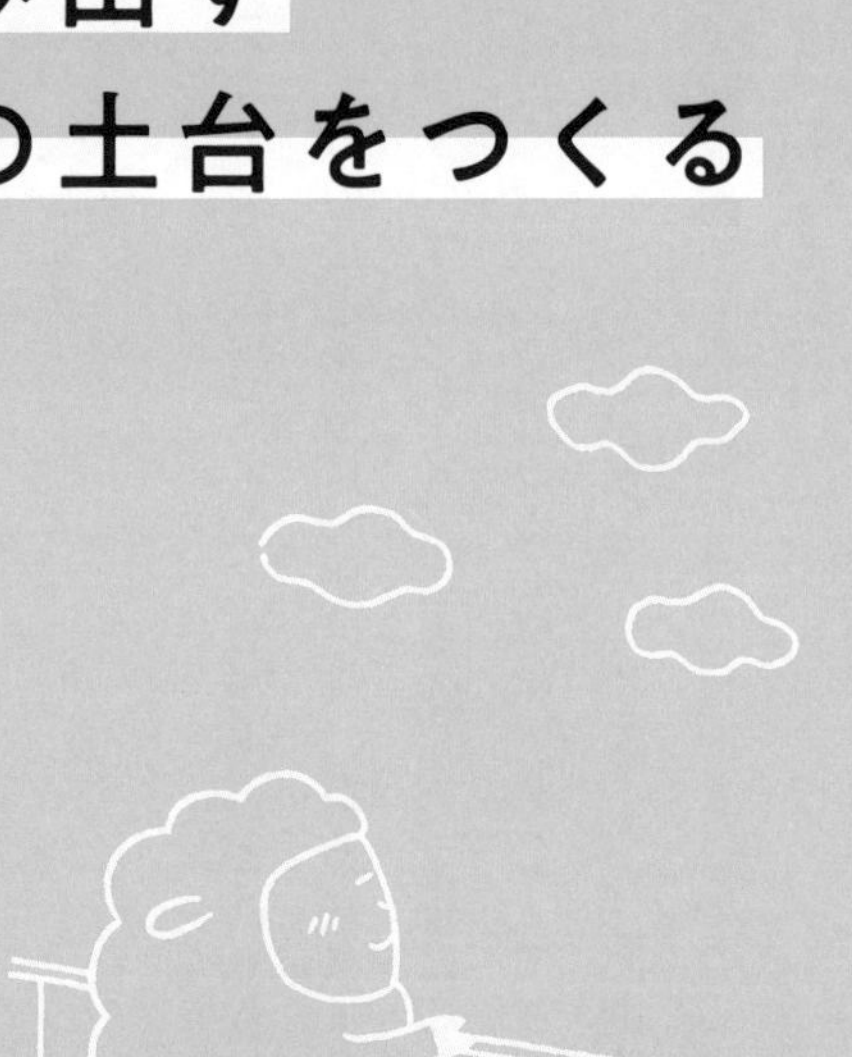

楽観主義で人生はうまくいく

楽観主義は、燃焼モメンタムにおいて、大きなテーマです。

オックスフォード大学のエレーヌ・フォックス教授によると楽観主義とは「ものごとの良い面にだけ目を向けるのではなく、ものごとを常に善悪込みにあるがままを受け入れながら、そこにあるネガティブに呑まれずポジティブにものごとを捉える心構え。創造的に問題を解決することこそが最も現実的だとみる心構え」のことです。

行動できない人の多くは、たとえ「やりたいこと」があったとしても、「面倒くさい」「どうせ楽しくない」「実現するはずがない」「人に知られたら何と言われるか」などと、**口に出す前に否定するクセ**を持っています。

このクセは、悲観主義という心構えからもたらされます。口グセはそれを繰り返すうちに、いつしか心の奥深くに刻み込まれ、さらに行動にブレーキをかけてしまうという、負のスパイラルに陥りやすい性質を有しています。

それでも人にとって「やりたいこと」自体が失われたわけではないのです。それらは心の奥底で、もう一度発見される機会を待っています。

その意識下にある楽観の種である「希望や欲求」を引き出すのが「ラベル付け」というアプローチです。それは例えば悲観的な気持ちになったとき、その感情に巻き込まれてただ落ち込むのではなく、「事態はそれほどひどくならないかもしれない」と自分で自分に語りかける方法です。心に浮かんだ考えに**「客観的なラベル付けをする」**のです。それによって冷静さを取り戻し、思い込みに囚われた思考の枠組みを解放します。これはじぶんがものごとをどう解釈しているかを認識し直すワークです。

例えばお医者さんの卵は最初の解剖実習の際、臓器をみて気持ちが悪くなるのを抑えるために、臓器一つ一つに医学的な意味づけをして、その臓器の機能やそれが果たしている役割を想起しながら取り組むのだそうです。そうやってネガティブな気持ちを切り換えます。

このラベル付けを頭に浮かべる際に威力を発揮するのがマインドフルネス瞑想による**「自己認識力」の増強**です。

自分の認識にラベル付けをするには客観的な観察者として自分を眺める力が要りま

す。それには雑念を取り払い、意識を集中させて観念を中立化させる瞑想のアプローチが非常に有効になります。元々悲観的な見方やネガティブな思考は外界で起きる出来事そのものに起因するものではなく、そうした**出来事を自分が「どう解釈するか」**から引き起こされます。ですから頭の中で何かを悲観的に思っても、それは形のない考えであるとして受け流せば気持ちは中立化されるのです。

ここで気を付けなければならないのは、**「ものごとをポジティブに考えようとすることではない」**ということです。楽観とポジティブ思考とは違います。ネガティブな気持ちでいるのに、それを表層レベルでポジティブに考えをすることで気持ちを切り換えようとするのは無理があります。時には反作用が生じる場合もあります。ポジティブ思考は万能ではありません。楽観はポジティブな考えをしようとするのではなく、ポジティブな状態になるように行動を起こすことです。ラベル付けもその一つです。

人は希望や喜びといったポジティブな気持ちでいるとき、思考の幅がしぜんと拡大していきます。思考の枠が緩み、それに囚われずに考えることから創造的になります。人にとって**最も怖いのは「諦め」という学習性無力感**です。学習性無力感とはペンシルベニア大のマーティン・セリグマン博士が提唱した「持続的な諦め状態が生み出す思い込みとしての無力感」です。ネガティブ思考や悲観はそこから引き起こされる心構えです。

私たちは時に自動車の助手席やバイクの後ろに乗っていると不安を覚えることがあります。それは**自分でハンドルを制御できないという状況が自信を奪う**からです。人は本来、状況は自分で制御できるし、そうしたいと感じています。生きる舵は自分が握っているし、わずかでも対処していきたいという実感。それが楽観主義の原動力です。楽観は粘り強さの源泉でもあります。

ラベル付けはその行動を起こすきっかけとして、自分の認知を観察して主体的な気持ちに切り換えるアプローチです。無理にポジティブに考えるのではなく、中立的にもっと違った考えがあるのでは、という楽観的な心構えに誘うことから思考の枠の中に「ポジティブ」の隙間を生み出します。そうして希望のタネが芽吹く余地を広げていくのです。

ラベル付けは日々の中で**「繰り返しとしつこさ」でクセ付け**していきます。それを後押しするのがマインドフルネス瞑想です。心理学者のバーバラ・フレドリクソンは、ネガティブで悲観的な気持ちを一つ感じるごとに三つのポジティブで楽観的な気持ちを描いたり、感じたりしなさい、と「黄金比率」を唱えています。様々な実証データをもとに、「ネガティブを排除してはならない。それは非現実的である。大事なのは比率を守る努力で、それが楽観の枠を広げていく」と語っています。

そして「ラベル付け」を、更に持続的に意識付けて楽観に向けて行動を促進させるのが、目標設定とそのワークです。目標は日常から希望や欲求を意図的に気持ちに焼き付けます。それは、**あなただけが読む、あなただけの「やりたい」こと**。他人に見せるものではなく、文句を言われる心配もありません。「お菓子の家に住みたい」ならそのまま「お菓子の家に住みたい」と書いてかまいません。

どこまでもリアルに、思いの丈を書き出してください。そうすることで、「私のやりたいことを、少なくとも私自身には伝えていいんだ」「やりたいことを口に出すのを我慢する必要はないんだ」という思いを持てるようになっていきます。

その思いこそ、**楽観主義の「はじめの一歩」**となるでしょう。

では具体的に目標を設定してみましょう。目標にとって最も大事なのは「いつまでにどれ位」という達成度の設定です。それがリアルであればあるほど行動が具体化され、また全体像が摑みやすくなります。

楽観に大事なのは「リアルである」ことです。リアルであるというのは「自分で制御できる」ということです。言い換えると「制御できない目標は立てない」ということが大事です。

悲観に囚われる人は**「過剰な達成度」を設定したり、「抽象的な達成度」を描くことで「自分の行動が制御不可能」になる**ことから生じます。

確かに多少の無理があった方が「力が付く」のは確かです。でもそれは自分の伸びしろに対して「読みが利く」といった自信がついてくるに応じての話です。最初はまず「達成を楽しむこと」「自信をつけること」を目的にします。楽観のミソは「楽しい」「喜び」「笑い」の実感です。達成感こそがリアルを確かなものにします。

最初は一日単位、一週間単位で十分です。まずはやり抜くこと、やり切ること。それには「楽しい内容」「やれると舵が握れる範囲」です。

ショパンコンクールで準優勝したピアニストの反田恭平氏も最初は「楽曲が一曲引き切れるレベルの運指を身に付ける」ことだったと語っています。最初から国際コンクールを目指していたわけではありません。でも「空想」は大事です。「いずれは」という楽しくワクワクする夢を描きながら、同時にリアルに身近な目標を設定して出来ることを一歩一歩着実に登っていくのが目標設定の肝です。目標管理とは「繰り返し」によるクセづけのワークです。褒賞の度合いと努力の度合いの綱引きがリアルであればあるほど楽観度は上がります。

「〇〇だからすごい！」から「ダメでもＯＫ」へ

楽観主義とはどんなものか、もう少し考えてみましょう。

楽観主義というと、「いつも上機嫌で陽気」という感覚を想像する人がいるのですが、これは誤解です。「ありのままの自分」を受け入れるには、**すごくない自分、弱い自分といった悲観的な面もふくめて受容する必要がある**からです。楽観主義とは「ポジティブもネガティブも受け入れた上で、未来に心底希望を抱く気持ちを持ち、現実から目を背けない覚悟をもって日々を意義深い生活として積極的に関わっている心構え」です。その為に「打たれ強い心を育みながら、自分で状況は制御できるという気持ちを強く持ち続けてものごとをリアルに捉えて」います。

マインドフルネスもまた、弱い心を強くしたり、ネガティブな人をポジティブに変えたりするものではありません。精神医療のなかにはそのようなアプローチをとるものもあるのですが、マインドフルネスはむしろ逆で、「ポジティブ・ケイパビリティをあげる」というよりも**「ネガティブ・ケイパビリティをあげる」**ものと考えるほうが適切です。ここでいうネガティブ・ケイパビリティとは、ネガティブなものを受け入れる心の受容性のこと。マインドフルネスは「バルネラビリティをあげる」と表現する専門家もいます。バルネラビリティとは、自分の弱さを受け入れ、自分の弱さと共にある力。バルネラビリティがあがると、自分の弱さを打ち消そうという想念がなくなり、弱さに悩まなくなります。

楽観的な人は、たとえ**「ここは駄目」「ここが弱点」と突きつけられても、他人と比較して自分を卑下することはありません。**自分の欠点は欠点として認識しながらも、「それも自分、自分はこれでいい」とありのままの自分を、受け入れられるのです。とはいっても、それは自分の悪いところを全部そのまま放置する態度とは違います。

むしろその欠点を克服する手段を積極的に考え、能動的にそこに取り組んで自らを磨く努力をする、行動第一の現実的な心を持ち合わせているのです。

考えてみますと、**今ほど他人と比較しやすく、人の目を気にしやすい時代もない**でしょう。

例えば「自分はゲームが上手」と思っていても、動画投稿サイトを見れば、自分より上手な人のプレイを即座に見つけることができます。このように否応なく「自分は井のなかの蛙」であることを思い知らされる状況で、「自分は自分、ゲームの世界で一番になれなくてもいい」と素直に思えるでしょうか。現実には、能力の優劣を前に興ざめしてしまう人のほうが、多いように思います。

しかし、楽観主義の人は、自分より上手な人のプレイを見ても動じません。それは、「結果ではなく、行動するプロセスそれ自体を楽しめる心構えを持っている」からです。

他人と比較したときの**優劣でしか自らの存在価値を規定できないのであれば、自分**

よりもすごい結果を出す人を前に、モチベーションを保てなくなるのは当然のこと。

とりわけ、他人の目を気にし、「褒められたいから」「すごいと思われたいから」と頑張ってきた人は、プロセスを楽しむことより、結果を重視する傾向が強くなります。「三つ子の魂、百まで」といいますが、幼少期に形成されたメンタリティからは、大人になってもなかなか抜け出せません。それどころか、放っておけばより強固になってしまいます。

しかし、楽観主義の人は、他人と自分を比較することなく、行為自体を楽しめます。「楽しいからやる」→「やるから楽しい」→「楽しいからまたやる」。

結果はどうあれ「自分よりうまい人はいくらでもいる、それでも私はこれが楽しいんだ」と、胸を張って喜びを享受できるでしょう。自分の舵は自分が握っているという実感を持っています。だからモメンタムが枯れることがありません。

これは**「行動自体を楽しむことで、他人の目が気にならなくなっていく」**と言い換えることもできそうです。普通、人は「他人の目を気にするな」と言われれば言われるほど、気になるもの。「これから5分間、シロクマのことだけは『考えないで』ください」と言われたら、かえって考えないではいられなくなる「シロクマ現象」はその好例です。しかし、行動そのものに没頭していたら、他人の目を気にする暇などなくなってしまうというわけです。

いいお手本を紹介しましょう。

「他人の目が気になって動けなかった人」が行動を起こすことによって変わってゆく、そんな日常を巧みに描いたドラマ、『ソロ活女子のススメ』（テレビ東京系列）の主人公がそれです。主人公は、「本当はゆっくり一人で過ごしたい」のに、「人目が気になるので、誰かと一緒でないとお店に行けない」と悩んでいました。ところが勇気を出して、高級レストランやプラネタリウム、銭湯、バーベキューなどに一人で行く「ソロ活」を続けるうちに、そんな悩みがスッと消えていったのです。

このドラマは「ソロ活できるほどもともと楽観的な人」の物語ではありません。私はそこに感銘を受けました。元々は悲観論者だった主人公は、行動することを通じて「これ、いいな」という気づきを得ながら、それに合わせて周りを気にしなくなり、どんどんと楽観度を高めていくのです。その点で、『ソロ活女子のススメ』には、大変な普遍性がありますし、2021年に最初のシリーズがテレビで放映された後も、毎年のように新シリーズが公開される人気ドラマとなったことも納得です。

かくいう私も、外来診療を担当する患者さんに、ソロ活の大切さをお話しすることがあります。とりわけ、**人との関わりで傷つきやすかったり、他者の何気ない言葉に過剰に反応してしまうタイプの方には、積極的にソロ活の話題を出す**ようにしています。こうした方々は、「自分は人とうまくやれないからダメなんだ」と悲観度を強めてしまっていることが少なくありません。だからこそ、他者とではなく、自分自身と過ごす時間が大切なのです。それも最初から「ポジティブに生きよう」と気張るのではなく、**「まずはちょっとしたことを『一人で』やってみる」**のです。そしてポジティブな感情や笑いを数多く経験していくのです。これらの行動の効果性はオックスフォード大のエレーヌ・フォックス教授による調査データでも証明されています。

例えば、「ホットヨガのスタジオに通いたいのだけれど、体が硬いし、体形も整っていないから行けない……」という人には、まず「ヨモギ蒸し」に行ってもらいました。専用の箱に入りヨモギで蒸される時間の、気持ちがいいこと。しかも一人きりで蒸されるのですから、人目も気になりません。特に女性は冷え性の人が多く、「温活」といって、体を温めるような趣味が合う方が多いようです。そうして一人で温まる習慣が続いてゆくと、次第に「ミストサウナに行ってみようかな」、さらには「ホットヨガにも行けるかもしれない」と行動範囲が広がっていったのです。結果ではなく、プロセスによって満たされる「楽しい」経験を積むうちに、楽観度が高まっていく。『ソロ活女子のススメ』の通りだと感じた患者さんは一人や二人ではありませんし、そんな皆さん自身、このドラマをまるで我がことのように、楽しく視聴されていたのが印象的です。

「自慈心」が楽観主義を支えている

楽観主義について、もう少しだけ、掘り下げてみたいと思います。
実は、楽観にはその前提となる、大切な心のありようがあります。
自分を大切にすること。その心を持つこと。
どこまでも自分を慈しみ、全面的に受け入れること。
これを**「自慈心《じじしん》」**といいます。

フォックス教授は、その研究の成果として、「生きるのに積極的に取り組む。仕事であれ、趣味であれ積極的に関わる」ということと「今日明日ではなく長期的な視野で人生に意義を見出す」、そして「自分の人生は自分が舵を握っているということを常に実感する」という3つの内容が楽観を芽生えさせ、育ませるということを強調しています。これは自慈心のいう**「自分を大切にする」ということの本質**を突いています。

禅の教えにおける自慈心は、

「自利《じり》利他《りた》円満《えんまん》＝自分を大切にすることで初めて他者を心から慈しむことができる。それこそ円満な人生をもたらす、心のありかたである」

という精神です。

英語では「セルフ・コンパッション」と呼ばれ、欧米の心理学や精神保健において近年とても注目されています。自慈心のレベルが高い人は失敗しても落ち込まず、その経験からなにかを学びとろうとする傾向が強いので、楽観主義（フォックス教授は**「サニーブレイン：お天気脳」**と称しています）の研究からも重要な論点になっているのです。

自慈心の効能については、他にもさまざまな検証結果が発表されています。自慈心のレベルが高い人は、燃え尽き症候群（バーンアウト）が少ないことや、コルチゾールというストレスに対して分泌されるホルモンのレベルが低いこと、人生における好奇心とウェルビーイング（幸せであるという感覚）のレベルが高いことなども、証明されました。

楽観主義の定義にもあるように、自慈心とは意識して新たに身につけるものではなく、あるがままの自分に気がつくことで自然に「発露するもの」です。あなたの心にも、すでに慈悲の心は宿っています。あとは、それを呼び覚ますだけ。

マインドフルネスのワークには「着火モメンタム」を守り立てる下地となる瞑想もありますが、「燃焼モメンタム」をより持続化させるための心構えである「楽観主

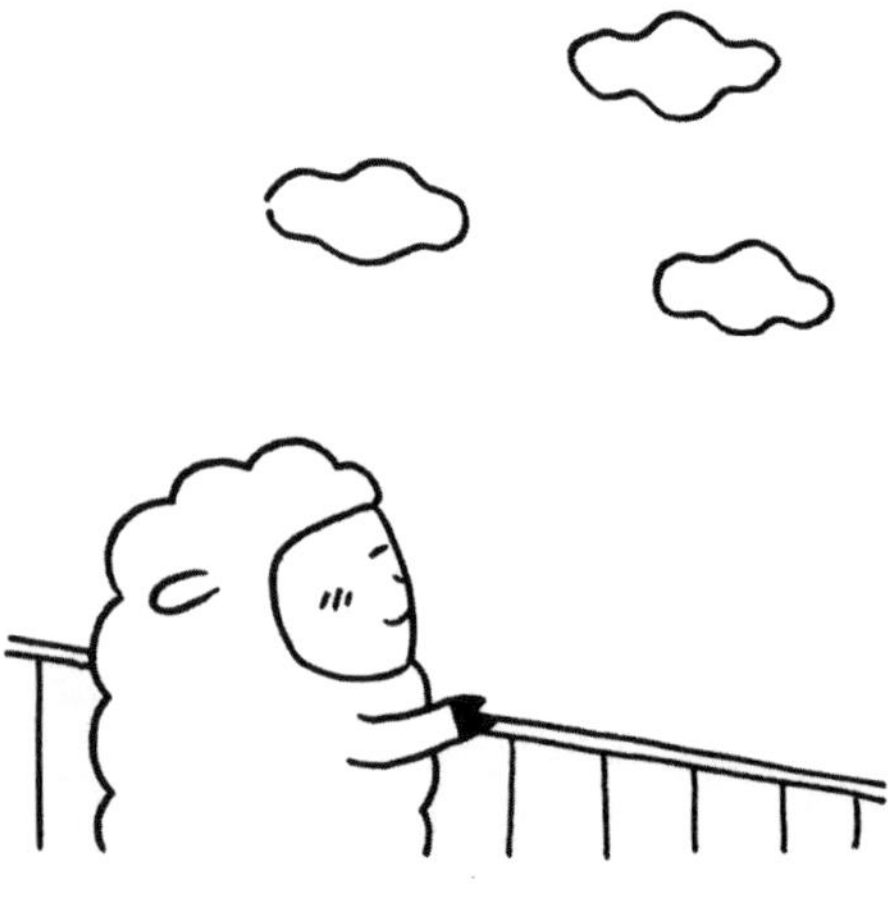

義」を熟成する瞑想もあります。

「オープン・モニタリング」といわれるマインドフルネス・ワークです。

これは「気持ちを集中する瞑想」ではなく、「自分を観察する瞑想」です。

そのなかでも効果的なワークに「等しく思いやりを向ける瞑想」というのがあります。この瞑想を通じて、**自分自身の心が温かく満たされていく感覚を体験できる**でしょう。すると、周りの人達や、外の世界に存在するあらゆるものに対しても、慈しみと優しさを感じられるようになるから、不思議です。

まず一度深呼吸をして、今この瞬間の呼吸に注意を向けます。息は大きく吸い、ゆっくりと吐きます。こうして心をリセットしたところで、優しく目を閉じてください。
(1)まず、大事な友人や家族が、あなた自身と同じ悩みを抱えていると仮定します。
例えば、仕事がうまくいかない、家族や友人と衝突してしまう、などの悩みです。もちろん「ものごとを先延ばしにしてしまう」でも結構です。

大事な人がそのことで悩み苦しんでいるとしたら、あなたはなんと声をかけてあげますか？　どんな言い方でも構いません。心のなかで、慰めたり、励ましたりする言葉を繰り返しましょう。

「どんなことがあっても、自分は味方だよ」

「時には、うまくいかないこともあるよ」

「今日ぐらいは、美味しいものをお腹いっぱい食べて、気分転換してみない？」

そんな言葉が出てくるのではないでしょうか。
（2）次は、大切な人のイメージを手放し、同じ言葉を、自分自身に向けましょう。
何回か繰り返し、心のなかで念じます。

自慈心がまだあまり発露されていない人はしばしば、大切な人を思いやることはできても、**自分自身を労るのをおろそかにしがち**です。ですからこの瞑想も前半はよくても、後半で違和感や難しさを感じるかもしれません。

しかし、日々繰り返し実践することによって、次第にこのワークをしている間だけは、いつも頑張っているあなた自身を肯定し、優しい言葉をかけられるようになってゆくでしょう。そしてその習慣はやがて、瞑想をしている間だけでなく、あなたの心自体を、自他ともに思いやることのできる心へと、温かく変容させてゆくに違いありません。

楽観とは「不完全な自分を受け入れる」こと

自分で自分を労ることに慣れていない人が「等しく思いやりを向ける瞑想」を行うと、照れくさいような、くすぐったいような感覚を覚えるかもしれません。あるいは、自分に優しい言葉をかけても、言葉が上滑りしているように感じたり、「そんな甘いことは言っていられない」と、頭ごなしに否定したくなることもあるでしょう。

それでも、**優しい言葉をかけることを、やめないでください**。やがて、自分を否定するような考えも和らいでくるはずです。自慈心は、毎日の積み重ねにより、少しずつ現前していくもの。今日上がった自慈心が明日落ちることだってあるでしょう。それでも、長い目で見れば、確実に自慈心は養われていくのです。

自己肯定感が不足している人から、「こんなにダメな自分を、褒められるわけがないでしょう」と打ち明けられることもあります。

そんな人に私は、「コモンヒューマニティ」という言葉を紹介するようにしています。コモンヒューマニティとは、人間誰もが持つ「不完全さ」のことです。

考えてみてください。この世の中に、完璧な人は一人もいません。人間は誰もが多くの欠点を持った存在であり、失敗することも過ちを犯すこともあります。

私も、あなたも、皆が不完全なのです。燃焼モメンタムのためにマインドフルネスの瞑想を実践するにあたっても、このことを前提として念頭に置きましょう。瞑想を続けるうちに、不完全な、ありのままの自分に優しく接する生き方を、選び取ることができるようになっていきます。

他の誰かと関わるときも、コモンヒューマニティを忘れないでください。

私たちは無意識のうちに、**他人に対し「完璧である」という幻想を抱きがち**です。著名人を見るときは、特にそうです。その反動からでしょう、スキャンダルなどで彼らの人間としての不完全さを突きつけられると、私たちはひどく失望したり、怒ったりします。これが悲観主義の源泉になっています。

本当は、俳優もモデルもミュージシャンも、あるいは教師だって政治家だって、自分と同じ人間であり、不完全さを抱えているのです。どれだけベストを尽くしても、判断を誤ることもあれば、人を裏切ってしまうこともあります。

大切なのは、そんな**自分も他人も、「特別扱い」をしない**ことです。

詩人で書家であった故・相田みつをさんが残した「にんげんだもの」という言葉は、そのことを私たちに教えてくれているのだと思います。「人間なんだから、しょうがないよ」。

ダメな自分、ダメな他人に、失望しかけたときは、そう心に念じましょう。

やがて「利他」の心にたどり着く

行動し続ける人には、「利他」の心があります。楽観主義を基軸に持って「行動し続けられる人」の最大のエネルギー源は利他の心だと言ってもいいでしょう。

一般的に、利他というと、「自分の欲求を我慢する、他人のために自分を犠牲にする」イメージがあるかもしれません。でもこれでは、**世のため人のために行動すればするほど、自分自身が消耗してしまう**でしょう。

これは一見すると「利他的行動」ですが、「真なる利他」の実践ではありません。

これに対し、マハトマ・ガンジー、ナイチンゲール、マザー・テレサなど、人生をかけて人々の救済に尽くした偉人たちはどうか。一般的なイメージとは違い、彼らは決して自己犠牲の精神によって他人に尽くした人ではありません。彼らは見返りを求めず、それでいて消耗せず、生涯を利他的行動に捧げました。それは、彼らが自慈心にあふれた人だったからでしょう。あふれる自慈心を人にも分け与えたい。そんな思いから、利他の精神を持つように至ったのだと、私は思います。

真の利他とその実践は、自慈心に根差している。

利他は、自分が物質的にではなく、**心のレベルで満たされ、あふれたぶんを他者に与えたいという感覚**であり、見返りを必要としていません。ただ**「やってあげたい」という気持ちがあれば、行為自体は小さくていい**のです。

仏教における利他の教えに「無財の七施《しちせ》」があります。眼施《げんせ》、和顔施《わげんせ》、言辞施《ごんじせ》、身《しん》施《せ》、心施《しんせ》、床座施《しょうざせ》、房舎施《ぼうしゃせ》の7つを指しますが、これは誰にでもできる利他の行動を指しています。

眼施《げんせ》は、優しいまなざしで人を見ること。

和顔施《わげんせ》は、優しい表情で人と接すること。

言辞施《ごんじせ》は、優しい言葉を使うこと。

身施《しんせ》は人の身体をお世話すること。「おばあさんが困っていたら荷物を持ってあげる」なども立派な身施です。

心施《しんせ》は、優しい心を人に向けること。

床座施《しょうざせ》は席を譲ってあげること。「座り心地のいい席にお年寄りを座らせてあげる」のがよい例です。

房舎施《ぼうしゃせ》は、家を与えること。これは「困っている人に一泊させてあげる」「軒先で休ませてあげる」などを指します。

こうした**小さな行為が、相手ばかりか、私たちの心まで温かくしてくれます**。それにもし見返りがあるのだとすれば、「そんな温かな心にさせていただいた」。それだけで十分なのです。

こういった利他的な心の中で最も気をつけなければならないのは、「感謝」という見返りの存在です。実は、医療従事者や教育現場に関わる先生たち、警察官などといった奉仕を職業とする人がバーンアウトする原因が、ここにあります。

医療においても教育においても、多くの方が「人に感謝されるのが嬉しい」という思いで、ハードな業務にあたっておられます。もちろん、感謝されるのは、誰にとっても嬉しいことです。しかし、**感謝を求める気持ちが強すぎるのは、危うい**のです。「これだけ頑張れば、このぐらい報われるはず」、そんな期待を胸に頑張っても報われないことが、現実にはいくらでもありうるからです。「ありがとう」の一言をもらえないことは日常茶飯事。場合によっては、親切にやってあげたことを逆さまに受け取って、バッシングされることも少なくありません。「こっちは一生懸命やってあげたのに、なんでそんな言い方をされなきゃいけないんだ！」と腹が立ったり、がっかりしたり、疲れたりして、最終的に燃え尽きてしまうのです。

楽観主義という心構えやそれを支える自慈心はそういった心の揺らぎを不動なものにしていきます。「ありがとう」という言葉がなくても、それでいい。利他の行動そのものが、私たちの心を温かくしてくれる。そういった人本来の持つ心根を育んでくれます。

それでは楽観主義を高めるには、どうしたらいいでしょうか。いくつかワークを紹介します。

「認知の履歴書」をしたためる

「書く」という行為は、**自己認識力をうながす効果が高い**ものです。例えば「すぐ動けない」理由について、あなたは言葉にしたことがありますか。「やる気がないから」「失敗するのが怖いから」「頑張っても意味がないと思うから」などなど、それが真実かどうかはさておき、「おそらくこういうことだろう」と思いつくものが、いくつかあると思います。

では、そう思うようになったルーツとなる出来事を、考えてみたことはあるでしょうか。「なぜやる気がなくなったのか」「なぜ失敗を怖がるようになったのか」「なぜ、頑張っても意味がないと思うようになったのか」です。

「認知の履歴書」は、これまでの人生を振り返り、**どんな経験を経て、今の考え方（認知）にたどり着いたのかを「棚卸し」するためのワーク**です。手順は次の通りです。

（1）「すぐ動けない」原因となっている認知の内容と、その根拠になっているかもしれない出来事を書き出します。

例えば、**「なぜ、頑張っても意味がないと思うようになったのか」**。いきなり一つのエピソードに特定することは難しくても、可能性のあるいくつかの理由を列挙していただければ結構です。

「浪人してまで受験勉強を頑張ったのに、第一志望校には合格できなかった。親からも『予備校代が無駄になった』と言われた」

「社会に出ても、努力をする人間より、その場その場で要領よく振る舞える人間が出世していくのを見た」

「好きなタレントが『頑張りをアピールするのはダサい、カッコ悪い』と発言した」

などなどです。

(2) 根拠に対して、一つひとつ反論します。例えば、

「第一志望には受からなかったけど、別の、前年落ちた大学には合格できた。浪人してまで勉強した意味はあった」

「別の部署では、コツコツ努力する人間がきちんと評価されている」

「そのタレントだって、陰ではちゃんと努力している」

こうした作業を繰り返すと、「すぐ動けない」原因となっていた認知が少しずつ和らいでいき、ポジティブな気持ちも、取り戻すことができます。

自己受容を促す「できたこと」日記

ありのままの自分を受け入れる「自己受容（セルフ・アクセプタンス）」に向けたワークです。私（川野）のクリニックでも、ありのままの自分を大切にできない、自己受容が苦手な患者さんに、しばしばおすすめしています。

やり方は簡単。寝る前に「きょうできたこと」を3つ、ノートやスマホのメモ帳に箇条書きにするだけです。

「できたこと」といっても、立派なことでなくて構いません。むしろ、毎日している何気ないこと、人によっては簡単にできてしまうようなことをあえて拾い上げ、「できた」事実を褒めてあげるほうが、自己受容に役立つでしょう。

・定刻通り、会社に出社できた
・3食しっかり食べられた
・お風呂に入った
最初は、この程度書ければ十分です。

慣れてくると、「できたこと」を見つける感度が上がります。
・スマホでキレイな写真が撮れた
・親切にしてくれた人に「ありがとう」とお礼を言えた
などなど、書けることが増えていくでしょう。

自己受容が苦手な人、言い換えれば自慈心がまだ十分に育まれていない人は、「できたこと」よりも「できないこと」「できなかったこと」に目を向けがちです。これはいわば「減点法」の生き方です。待ち時間に遅れたからマイナス10点、「絶対やる」と決めたダイエットをサボったからマイナス10点、家族に優しい言葉をかけられなかったからマイナス10点。これでは、持ち点がいくらあっても足りませんよね。

人間は不完全な生き物ですから、減点しようと思えば、いくらでも減点できてしまいます。

自己受容を養うため、これからは「加点法」を意識しましょう。

仮に今がゼロ点であっても、できること日記を習慣づけることで、「〇〇ができたからプラス10点」と、着実に点数は伸びていきます。もちろん、できないこと、失敗することもあるはずですが、自己受容を高めておけば「そんな自分も、いていいんだよ」と、心穏やかに受け入れられるようになるはずです。

オープン・モニタリングで自己認識力を高めるポジティブワーク

● 利他を生み出す「感謝の瞑想」

目を閉じて、少しのあいだ呼吸瞑想で心を落ち着けてから、次の手順で進めてください。

❶自分が過去にお世話になった人や、その人にしてもらったことを思い浮かべてください。会社の上司や同僚、両親や学校の先生などの顔を思い出しながら「何不自由ない暮らしをさせてくれて、ありがとうございます」「失恋したときに励ましてくれて、ありがとうございます」などと、心のなかで感謝を述べます。

❷次に、自分が現在お世話になっている人や、助けてもらっていると思う人の顔を思い浮かべて、同じように心のなかで「いつも、◯◯してくれてありがとうございます」と伝えます。

❸最後に、自分自身に向けて「いつも頑張ってくれてありがとう」と感謝しましょう。すると、温かい気持ちで1日を締めくくることができます。自分を大切にする習慣から、他人の幸せを願う「利他」の心も養われます。

なかには「自分自身に感謝する」というのがピンとこない人もいるかもしれません。「なんだか恥ずかしいような感じがする」という人や、「たいして頑張ってないし」と反論したくなる人もいるでしょう。

こういう人は、自分のどこか**「身体の一部」に感謝を向ける**ほうが簡単かもしれません。例えば、「いつも一生懸命歩いてくれてありがとう」と両足に感謝する。「休まず動いてくれてありがとう」と心臓に感謝する。1日中PCのキーボードを打ち続けた指に「きょうは疲れたね、ありがとう」と感謝する。

自分が使っている「道具」に感謝するのも、いいと思います。

「このメガネのおかげで、視力が悪くなっても本が読めるんだ。ありがとう」

「使い慣れたこのペンがあると、いい仕事ができそうな気がする。ありがとう」

自分はこんなにも、感謝すべきものに囲まれている。なんて有り難いことだろう。そんな充足感が心身を満たすのを感じながら、日々続け

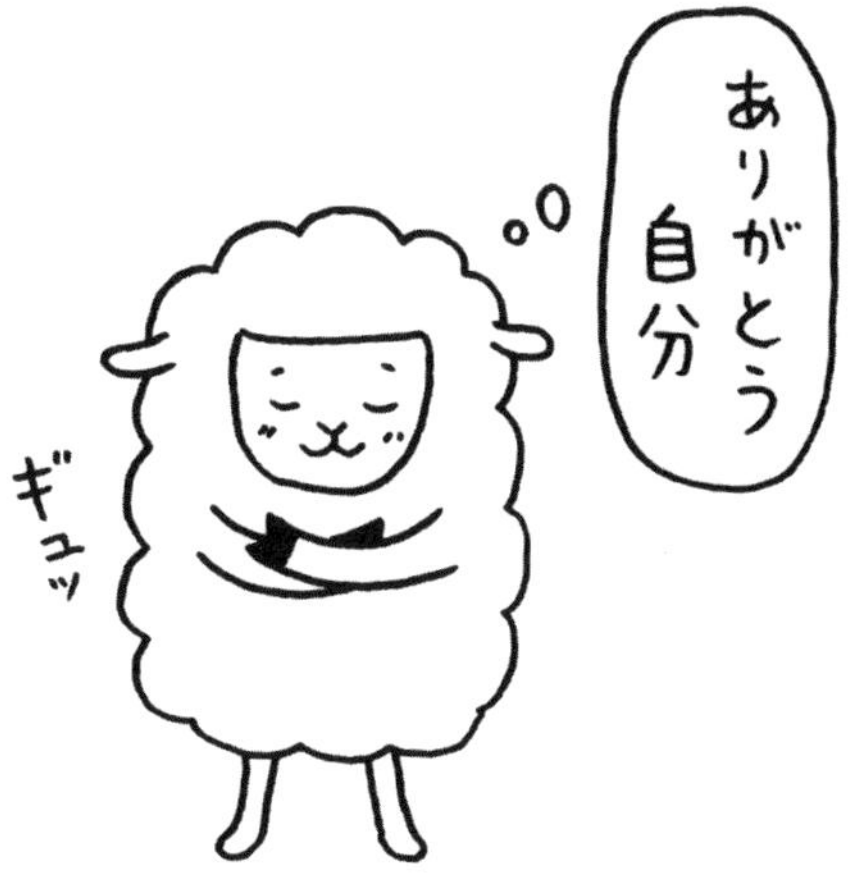

てみてください。

● 自己受容を高める「慈悲の瞑想」

「慈悲の瞑想」は、自分に対する思いやりと慈しみ（セルフ・コンパッション）を育みつつ、それを他者にも向ける内観瞑想です。上座部仏教の伝統的な瞑想修行にルーツがあります。

❶ 深呼吸し、「今、この瞬間」に意識を向けます。

❷ 目を閉じて、あなたにとって大切な人を一人思い浮かべてください。ご家族でもお世話になった人でも、今はこの世に存在しない人でも結構です。大切なその人が、優しく微笑んでいるのをイメージしてみましょう

❸ その人に向けて、次の言葉を心のなかで語りかけましょう。

「あなたが幸せでありますように」
「あなたが健康でありますように」
「あなたが安全でありますように」
「あなたが心安らかに暮らせますように」

4つ全部でなく、1つか2つのフレーズだけでも結構です。自分の言葉で、何度か繰り返しましょう（自分なりのいい回しに置き換えても結構です）。

❹もう一度深呼吸をして、吐く息とともに、大切な人のイメージを優しく手放します。

❺今度は、先ほどの4つの言葉を、自分に対するメッセージに置き換えて、何度か伝えてみましょう。

私が幸せでありますように。
私が健康でありますように。
私が安全でありますように。
私が心安らかに暮らせますように。

❻最後に一度ゆっくりと深呼吸をして優しく心をリセットしましょう。そしてゆっくりと目を開けて、慈悲の瞑想を締めくくります。

自慈心がまだ十分に発露していない人にとっては、大切な人を思いやることはできても、自分を労ることは苦手に感じるでしょう。でも、この**瞑想の間だけは、いつも**

頑張っている自分自身に優しさを向ける意識が大切です。最初は言葉が空回りしているように感じるかもしれません。しかし、繰り返し続けるうちに、自分への思いやりを素直に受け取れるようになるでしょう。

6章のまとめ

○行動できない人の多くは、たとえ「やりたいこと」があったとしても、「面倒くさい」「どうせ楽しくない」などと、口に出す前に否定するクセを持っている

○楽観はポジティブに考えようとするのではなく、ポジティブな状態になるように行動を起こすこと

○悲観に囚われる人は「過剰な達成度」を設定したり、「自分の行動が制御不可能」になることから生じる

○「結果ではなく、行動するプロセスそれ自体を楽しめる」と他人と比較しても落ち込まない

○「自分を大切にして」心を温かく満たすことが、楽観的な心の土台になる

○人間は不完全な生き物。減点しようと思えば、いくらでも減点できる

○他人のために行動しても消耗しない、「利他の心」を手に入れる

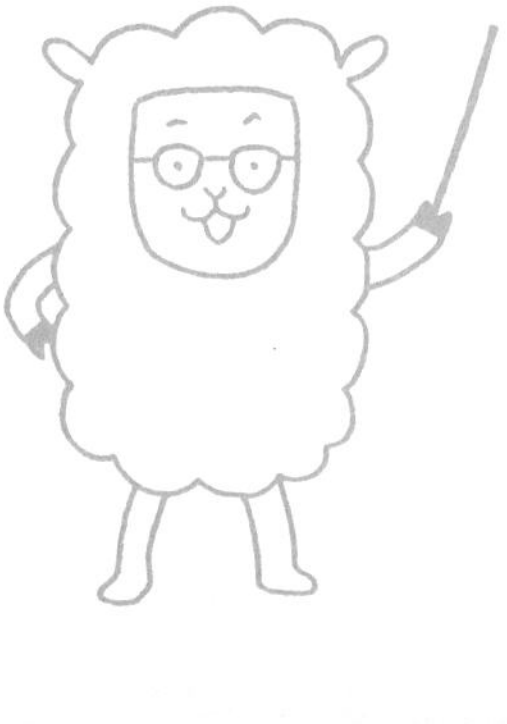

【著者紹介】

川野泰周（かわの　たいしゅう）

精神科医・心療内科医／臨済宗建長寺派林香寺住職。精神保健指定医・日本精神神経学会認定精神科専門医・日本医師会認定産業医。一般社団法人日本モメンタム協会理事。

1980年横浜市生まれ。2005年慶應義塾大学医学部医学科卒業。臨床研修修了後、慶應義塾大学病院精神神経科、国立病院機構久里浜医療センターなどで精神科医として診療に従事。2011年より建長寺専門道場にて3年半にわたる禅修行。2014年末より横浜にある臨済宗建長寺派林香寺住職となる。

現在、寺務の傍ら都内及び横浜市内のクリニック等で精神科診療にあたっている。うつ病・不安障害・PTSD・睡眠障害などに対し、薬物療法や従来の精神療法と並び、禅やマインドフルネスの実践による心理療法を積極的に導入している。またビジネスパーソン、医療従事者、学校教員、子育て世代、シニア世代などを対象に幅広く講演活動を行っている。

著書に『ずぼら瞑想』（幻冬舎）、『半分、減らす。』（三笠書房）など多数。

恩田　勲（おんだ　いさお）

JoyBizコンサルティング株式会社代表取締役社長。一般社団法人日本モメンタム協会理事。

1957年生まれ。1982年日本大学法学部法律学科卒業。

卒業後国内最大手の民族系コンサルタント会社にて営業職を経て行動科学理論を基軸においた人材開発を主としたコンサルタントとして活動。2008年に実務を経験すべく大手機械商社の経営企画部門に転職した後、2009年JoyBizコンサルティング株式会社を設立し、組織開発を主としたコンサルティングを手掛ける。

現在はクライアント企業の経営陣を対象としたコンサルテーションや人材や組織を活性化させるオリジナルのプログラム開発を行っている。

著書に『イノベーションを起こすために問題解決のセンスをみがく本』（総合法令出版）がある。

クヨクヨしない　すぐやる人になる　「心の勢い」の作り方

2024年3月26日発行

著　者――川野泰周／恩田勲
発行者――田北浩章
発行所――東洋経済新報社
〒103-8345　東京都中央区日本橋本石町1-2-1
電話＝東洋経済コールセンター　03(6386)1040
https://toyokeizai.net/

装　丁………大岡喜直（next door design）
イラスト………坂木浩子
ＤＴＰ………美創
編集協力……東雄介
印　刷………ベクトル印刷
製　本………ナショナル製本
編集担当……寺西鷹司
 Printed in Japan　ISBN 978-4-492-04749-1